2024-2025年版

JN104746

公式

食と生活のスペシャリスト

食生活アドバイザー®

重要用語辞典

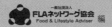

一般社団法人 FLAネットワーク協会
Food & Lifestyle Adviser 編

日本能率協会マネジメントセンター

本書の内容に関するお問い合わせについて

平素は日本能率協会マネジメントセンターの書籍をご利用いただき、ありがとうございます。

弊社では、皆様からのお問い合わせへ適切に対応させていただくため、以下①～④のようにご案内いたしております。

①お問い合わせ前のご案内について

現在刊行している書籍において、すでに判明している追加・訂正情報を、弊社の下記 Web サイトでご案内しておりますのでご確認ください。

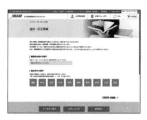

https://www.jmam.co.jp/pub/additional/

②ご質問いただく方法について

①をご覧いただきましても解決しなかった場合には、お手数ですが弊社 Web サイトの「お問い合わせフォーム」をご利用ください。ご利用の際はメールアドレスが必要となります。

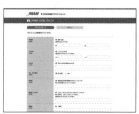

https://www.jmam.co.jp/inquiry/form.php

なお、インターネットをご利用ではない場合は、郵便にて下記の宛先までお問い合わせください。電話、FAX でのご質問はお受けしておりません。

〈住所〉 〒103-6009　東京都中央区日本橋 2-7-1　東京日本橋タワー 9F
〈宛先〉 ㈱日本能率協会マネジメントセンター　ラーニングパブリッシング本部　出版部

③回答について

回答は、ご質問いただいた方法によってご返事申し上げます。ご質問の内容によっては弊社での検証や、さらに外部へお問い合わせすることがございますので、その場合にはお時間をいただきます。

④ご質問の内容について

おそれいりますが、本書の内容に無関係あるいは内容を超えた事柄、お尋ねの際に記述箇所を特定されないもの、読者固有の環境に起因する問題などのご質問にはお答えできません。資格・検定そのものや試験制度等に関する情報は、各運営団体へお問い合わせください。

また、著者・出版社のいずれも、本書のご利用に対して何らかの保証をするものではなく、本書をお使いの結果について責任を負いかねます。予めご了承ください。

はじめに

　食生活アドバイザー®は、健康を維持増進させるためのサポート役を果たさなければいけません。健康とは、カラダの健康はもちろん、ココロの健康が重要です。したがって、食生活を考えるうえでは、栄養素を摂るという食事だけでなく、食を含めた生活全般を考えることが必要となります。そのためには、栄養に関する知識に加え、食の文化や習慣、食を選択するうえでの食品表示の読み解き方、安全・安心を得るための食品衛生、食品流通の重要性や食の外部化の現状、食を取り巻く法律・制度・ルール、消費生活における環境の変化などさまざまな分野の知識が必要となります。また、これらを学習することで、的確なアドバイスや指導ができる食生活アドバイザー®になれると考えます。

　食生活アドバイザー®検定試験のカリキュラムのほとんどは、生活に密着しているものですから、まずは自分の「食と生活」にしっかり向き合い、見直すことから学習をスタートしてください。そして、社会における食に関するニュースや、身の周りで起きている食や生活の問題に関心をもつことが大切です。さらに、わからない単語をその都度調べて暗記していくという学習ではなく、その用語・事柄の目的は何であるかを理解するとともに、1つの事柄がほかの事柄にどのような影響を及ぼすのかを関連づけていく実践型の学習が望まれます。

　そこで、この実践型学習を実現させるために開発した書籍が『2024-2025年版 【公式】食生活アドバイザー®重要用語辞典』です。
　本書は、食生活アドバイザー®基礎・3級・2級検定試験に完全対応し、『2024-2025年版 【公式】テキスト＆問題集』（基礎・3級・2級）で登場する食生活アドバイザー®に必要な重要用語を収録しています。
　試験概要に関する用語から、栄養と健康に関する用語、食文化と食習慣に

関する用語、食品学に関する用語、衛生管理に関する用語、食マーケットに関する用語、社会生活に関する用語まで、科目別に 50 音順で並んでいるため、知りたい言葉の意味をすぐ調べることができます。加えて、科目別に重要用語が収録されているため、見直しがすぐにできる試験対策に最適な構成となっています。さらに、普段の生活において知りたいこと・わからないことを調べるためのハンドブックとして、また仕事に役立つ実用書としても活用することができます。

　私たちが健康で楽しく充実した生活を送るため、食は絶対に欠かすことのできないものです。だからこそ、幅広い「見識」と正確な「知識」をもち、アンテナを常に張りめぐらせておく「意識」をもつことが大切です。本書が検定合格のパスポートとして、そして人生を楽しく健やかに過ごすための 1 冊として、皆様のお役に立つことができれば幸いです。

2024 年 3 月　　　　　　　一般社団法人 FLA ネットワーク®協会 会長

　　　　　　　　　　　　　　　　著者　竹内　弘光

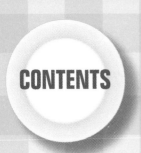

CONTENTS

2024-2025年版
【公式】食生活アドバイザー® 重要用語辞典

分野別の食生活に関する用語

食生活アドバイザー® 試験の概要

（1）食生活アドバイザー®試験とは

本試験は、広い視野に立って食生活をトータルにとらえ、健康な生活を送るための提案ができる「食生活全般のスペシャリスト」をめざすものです。

基礎、3級、2級の3段階に分かれ、栄養と健康、食文化と食習慣、食品学、衛生管理、食マーケット、社会生活の6分野（基礎は4分野）から出題され、それぞれのレベルに応じて合否を判定します。

受験資格はなく、食生活に興味のある人なら、誰でも受験できます。年齢、学歴、性別などによる受験制限はありません。

団体受験のみ
となります

基　礎

●食と生活の食育知識レベル
　「食べる」を生活の視点で考える

3　級

●よりよい食生活の実践知識レベル
　生活者、消費者として賢く生きる方法を考える

2　級

●食の問題解決策の提案（ミールソリューション）実践レベル
　食生活をビジネスの視点からも考える

（2）食生活アドバイザー®試験の実施概要

●試験の実施日

実施月	6月	11月
実施日	毎年、第4日曜日	毎年、第4日曜日

●受験料（税込み）

基礎	3級	2級
3,500円	5,500円	8,000円

●各級の出題科目と出題範囲

級	科目	範囲
基礎	体を育もう	味覚、歯の構造、栄養素、献立、食のアレルギー、健康、運動、休養など
	知を育もう	行事食、伝統食、旬、世界の食文化、調理と料理、調理道具、食事のマナーなど
	徳を育もう	食材と食品、食品表示、食品の選び方、食品マーク、農産物の栽培法、食の原産地、食環境など
	才を育もう	食中毒、食中毒予防、食と法律、食品廃棄物、食品リサイクル、食料自給率、食のことわざなど
3級 2級	栄養と健康（ウエルネス上手になろう）	栄養、ダイエット、病気予防、運動、休養など
	食文化と食習慣（もてなし上手になろう）	行事食、旬、調理、献立、マナー、食の言葉など
	食品学（買い物上手になろう）	生鮮食品、加工食品、食品表示、有機食品など
	衛生管理（段取り上手になろう）	食中毒、衛生管理、予防、食品化学、安全性など
	食マーケット（生き方上手になろう）	流通、外食、メニューメイキング、食品販売など
	社会生活（やりくり上手になろう）	消費経済、関連法規、生活環境、消費者問題など

●出題形式・試験時間・合格ライン

基礎	3級	2級
四肢択一問題（マークシート形式）	五肢択一問題（マークシート形式）	六肢択一問題（マークシート形式）／筆記問題（記述形式）
40問（1問2点）	50問（1問2点）	42問（1問2点）／13問（1問3点）
60分	90分	
合計点数の60%以上を正解することで合格		

●受験までの流れ（3級・2級）

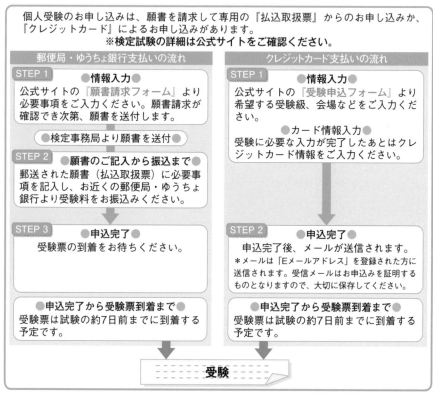

個人受験のお申し込みは、願書を請求して専用の『払込取扱票』からのお申し込みか、『クレジットカード』によるお申し込みがあります。
※検定試験の詳細は公式サイトをご確認ください。

郵便局・ゆうちょ銀行支払いの流れ

STEP 1 ●情報入力●
公式サイトの『願書請求フォーム』より必要事項をご入力ください。願書請求が確認でき次第、願書を送付します。

●検定事務局より願書を送付●

STEP 2 ●願書のご記入から振込まで●
郵送された願書（払込取扱票）に必要事項を記入し、お近くの郵便局・ゆうちょ銀行より受験料をお振込みください。

STEP 3 ●申込完了●
受験票の到着をお待ちください。

●申込完了から受験票到着まで●
受験票は試験の約7日前までに到着する予定です。

クレジットカード支払いの流れ

STEP 1 ●情報入力●
公式サイトの『受験申込フォーム』より希望する受験級、会場などをご入力ください。

●カード情報入力●
受験に必要な入力が完了したあとはクレジットカード情報をご入力ください。

STEP 2 ●申込完了●
申込完了後、メールが送信されます。
＊メールは「Eメールアドレス」を登録された方に送信されます。受信メールはお申込みを証明するものとなりますので、大切に保存してください。

●申込完了から受験票到着まで●
受験票は試験の約7日前までに到着する予定です。

受験

【ご注意】『払込取扱票』と『クレジットカード』申込では、それぞれ申込期間が異なりますので、ご注意ください。

（3）団体受験（基礎・3級・2級）

「学校」「大学」「企業」などの団体が、自己の施設などを利用して試験実施が可能であれば、団体会場として受験いただけます。基礎検定は、個人での受験はできません。

（4）受験願書請求先・受験申し込み先・問い合わせ先

受験願書の請求には期限などが設定されています。

詳しくは、食生活アドバイザー®検定事務局に問い合わせてください（フリーダイヤル：0120-86-3593）。ホームページ（https://flanet.jp）でも確認できます。

本書の使い方

· ·

（1）用語について

　試験で問われる用語、食生活アドバイザー®が身につけておくべき用語を選び、出題範囲の6分野（栄養と健康、食文化と食習慣、食品学、衛生管理、食マーケット、社会生活）ごとに収録しています。

　各用語について、実際の試験問題と『2024-2025年版【公式】食生活アドバイザー®2級テキスト＆問題集』『2024-2025年版【公式】食生活アドバイザー®3級テキスト＆問題集』『2024-2025年版【公式】食生活アドバイザー®基礎テキスト＆問題集』（日本能率協会マネジメントセンター刊）に対応した解説を載せています。

（2）紙面の見方

> **生活活動レベル**（せいかつかつどう—）
>
> 普段の生活にどのくらい負荷がかかっているかを表した数字です。

> **生活習慣病**（せいかつしゅうかんびょう）
>
> 普段の生活習慣が原因となって発症する病気の総称です。以前は「成人病」と呼ばれていましたが、小学生や中学生にも発症する例が多くなったため名称が変更されました。

重要用語 ┘ 　　└── 2024-2025年版【公式】テキスト＆問題集に対応した解説

　巻末索引に各級の『2024-2025年版【公式】テキスト＆問題集』の掲載ページを示しています。『2024-2025年版【公式】テキスト＆問題集』を参照することで、さらに詳しい知識が得られます。

（3）索引の見方

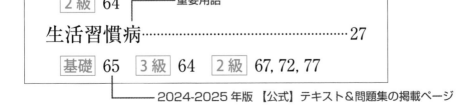

2級 64 ──── 重要用語

生活習慣病 ··27

基礎 65　3級 64　2級 67, 72, 77

　　└─── 2024-2025年版【公式】テキスト＆問題集の掲載ページ

⓪ 試験概要に関する用語

生き方上手（い―かたじょうず）

「食マーケット」の受験科目の別名で、出題範囲は「流通、外食、メニューメイキング、食品販売」などがあります。

ウエルネス上手（―じょうず）

「栄養と健康」の受験科目の別名で、出題範囲は「栄養、ダイエット、病気予防、運動、休養」などがあります。

FLAネットワーク®協会（えふえるえー―きょうかい）

自分のライフスタイルを自ら考え、自ら創造し、そして実践できる人材を育てることを目的に設立された食生活アドバイザー®検定試験の実施団体です。

買い物上手（か―ものじょうず）

「食品学」の受験科目の別名で、出題範囲は「生鮮食品、加工食品、食品表示、有機食品」などがあります。

健康寿命（けんこうじゅみょう）

2000年に世界保健機関（WHO）が提唱した、健康上の問題で日常生活が制限されることなく生活できる期間のことです。

食育（しょくいく）

1人ひとりが生涯を通じて健全な食生活を送り、食について考える習慣や食べ物を選択する力を身に付けるための食育全般を指します。

食育基本法（しょくいくきほんほう）

食育に関する基本理念を定めた法律です。国民の健康と豊かな人間性を育むため、食育の推進を課題とし、「現在及び将来にわたる健康で文化的な国民の生活と豊かで活力ある社会の実現に寄与すること」を目的としています。

食事バランスガイド（しょくじ―）

農林水産省と厚生労働省が策定したもので、1日に何をどれだけ食べたらよいかをコマ

形のイラストでわかりやすく示したものです。

食生活アドバイザー® (しょくせいかつ―)

単に「食」に関連したことばかりではなく、自己責任時代における「生き方」「考え方」「生活そのもの」をそれぞれの立場にあった視点でアドバイスできる人材のことです。

食生活指針 (しょくせいかつししん)

国民の健康を保持・増進し、適正な成長・発育・生活習慣病予防のために、厚生労働省・農林水産省・文部科学省が連携し策定した10項目です。

段取り上手 (だんど―じょうず)

「衛生管理」の受験科目の別名で、出題範囲は「食中毒、衛生管理、予防、食品化学、安全性」などがあります。

伝統食 (でんとうしょく)

地域や集団の中で、古くから受け継がれてきた特徴的な食べ物や料理のことをいいます。

平均寿命 (へいきんじゅみょう)

0歳の子どもが平均してあと何年生きられるかを示す「平均余命」のことです。

もてなし上手 (―じょうず)

「食文化と食習慣」の受験科目の別名で、出題範囲は「行事食、旬、調理、献立、マナー、食の言葉」などがあります。

やりくり上手 (―じょうず)

「社会生活」の受験科目の別名で、出題範囲は「消費経済、関連法規、生活環境、消費者問題」などがあります。

ライフスタイル

生活の様式や営みのほか、人生観・価値観・習慣などを含めた個人の生き方のことです。

栄養と健康に関する用語

亜鉛 (あえん)

ミネラルの1つです。ビタミンCとともにコラーゲンの合成にかかわり、味覚・嗅覚 (きゅうかく) を正常に保つ、性能力を維持するといった働きがあります。

悪性新生物 (あくせいしんせいぶつ)

悪性腫瘍のことで、いわゆる「癌 (がん)」を指します。

悪玉コレステロール (あくだま—)

LDLコレステロールのことです。動物性脂肪の1つで、血管の内壁に付着し、動脈硬化などを引き起こします。

アスコルビン酸 (—さん)

ビタミンCのことです。ビタミンCは、体内で作ることができないため、食べ物から摂取しなければなりません。コラーゲンというたんぱく質を作るために必要なのも、ビタミンCです。

アトウォーター係数 (—けいすう)

食物のエネルギーを計算するときの係数です。食物のエネルギーは、「3大栄養素×アトウォーター係数」、つまり、「たんぱく質の量×4+脂質の量×9+炭水化物の量×4」という式で計算されます。

アネロビクス

「無酸素性運動」と訳され、主に糖質を消費します。筋肉は、乳酸が多量に蓄積されると収縮できなくなるため、無酸素性運動の継続時間は、2～3分が限度です。

アミノ酸 (—さん)

アミノ酸が結合した化合物がたんぱく質です。アミノ酸は全部で20種類あり、骨、筋肉、臓器、酵素、ホルモンなどを構成します。

アミラーゼ

唾液 (だえき) に含まれる消化酵素で、口腔 (こうくう) 内での咀嚼 (そしゃく) 時に分泌され、食物を分解します。

安静時代謝量 (あんせいじたいしゃりょう)

椅子に座るなど、一定の姿勢を保つためのエネルギー消費量です。使われる筋肉の緊張エネルギー量を基礎代謝に加えたものです。

アンチエイジング

健康なカラダを保ち、質の高い生活をして長生きすることを目的に、老いの予防と生活の改善をしようという考え方です。アンチは「抵抗する」、エイジングは「老化」という意味があり、「抗老化」「抗加齢」と訳されます。

胃 (い)

食物を胃液と混ぜ合わせ、かゆ状になるまで消化し、栄養素を一部吸収する器官です。

EPA (いーぴーえー)

エイコサペンタエン酸のことで、不飽和脂肪酸の一種、多価不飽和脂肪酸で、青魚に多く含まれています。

胃液 (いえき)

強い酸性で、食物とともに入ってきたウイルスや細菌の増殖を抑え、殺菌する効果があります。

イオウ

ミネラルの1つです。アミノ酸の構成要素としてカラダの組織を作る働きがあります。

イソロイシン

必須アミノ酸の1つで、甲状腺ホルモンの分泌を促し成長促進するほか、神経機能を補助、肝臓の機能強化、血管拡張作用、筋肉強化、疲労回復など幅広く活躍します。

咽喉 (いんこう)

咀嚼した食物を口腔から食道へ送り込む輸送(嚥下)運動を行う器官です。

インスリン

膵臓から分泌される物質です。インスリン感受性が低下したり、インスリン分泌量が減少したりすることで、糖尿病の原因となります。

ウォーミングアップ

競技や試合の直前に行う軽い体操や、足慣らし・肩慣らしなどの準備運動のことです。「ウォームアップ」ともいいます。

運動 (うんどう)

生活の質を向上させるための3要素の1つです。運動をすることにより、心臓や肺の機能の向上、血管を丈夫にする、免疫効果が向上するなど、健康への効果が期待できます。

運動時代謝量 (うんどうじたいしゃりょう)

運動または作業や労働を行うためのエネルギー消費量です。運動時の代謝量を安静時代謝量に加えたものです。

運動の効果 (うんどう—こうか)

主に次の4つの効果があります。
●脂肪を減らし、筋肉を増やす。
●皮膚・筋肉・骨などを活性化し、老化を遅らせる。
●ストレスを発散させ、免疫力を向上させる。
●血行不良を改善する。

運動不足 (うんどうぶそく)

健康の維持のために最低限必要とされる年齢に応じた運動量をこなしていないことをいいます。

エアロビクス

「有酸素性運動」と訳され、筋肉内に発生した乳酸を酸素によって分解しながら運動し、主に脂肪を消費します。

エイコサペンタエン酸 (—さん)

EPAともいわれ、血液の流れをよくし、動脈硬化の予防効果があるといわれています。

HDLコレステロール (えいちでぃーえる—)

動物性脂肪の1つで、体内で不要になったコレステロールや、血管の内壁に付着した悪玉コレステロールを除去します。「善玉コレステロール」ともいいます。

栄養 (えいよう)

健康になるための3本柱の1つです。生命を維持していくために必要な食物を体内に摂り入れて消化・吸収し、骨や筋肉や血液をつくり、発育させる状態のことです。

栄養学 (えいようがく)

食品に含まれる栄養素そのものの働きや、カラダの健康と栄養素がどのように関係しているかを研究する学問です。

栄養素 (えいようそ)

栄養という状態を維持するために、体外から摂取する物質のことです。食事をバランスよく摂るために、食品に含まれる栄養素に基づき分類する方法があります。

エステル

水には混ざらず、有機媒体と混ざる性質をもっています。

エネルギー代謝 (―たいしゃ)

体温の維持や運動に使用するために3大栄養素がエネルギー源として利用されるというカラダの機能です。

エネルギー必要量 (―ひつようりょう)

日常生活の中で労働や運動をするためのエネルギーのことです。

FAO (えふえーおー)

「国連食糧農業機関」の頭文字です。FAOと世界保健機関（WHO）が共同で設置した国際食品規格委員会によって、世界的に食品規格の統一が進められています。

LDLコレステロール (えるでぃーえる―)

動物性脂肪の1つで、血管の内壁に付着し、動脈硬化などを引き起こします。「悪玉コレステロール」ともいいます。

嚥下 (えんげ)

咀嚼した食物を口腔から食道へ送り込む輸送運動のことです。

オリゴ糖（ーとう）

糖質の最小の単位である単糖が3～9個結合したものです。「少糖」ともいいます。

オレイン酸（ーさん）

不飽和脂肪酸で、LDLコレステロール（悪玉コレステロール）を減らすといわれています。

化学的消化（かがくてきしょうか）

消化作用の1つで、食物に含まれる栄養素を消化液中の酵素により、吸収しやすい物質に分解します。

隠れ肥満（かくれひまん）

内臓脂肪型肥満のことです。見た目はやせているのに、見えないところに脂肪が付いている体脂肪率が高い状態をいいます。

過酸化脂質（かさんかししつ）

不飽和脂肪酸が活性酸素などにより酸化されてできる物質で、老化の原因と考えられています。

過剰症（かじょうしょう）

栄養素の供給が、適量や程度を超える過剰摂取によってさまざまな症状が出る状態をいいます。

過食症（かしょくしょう）

食べ物を食べ過ぎたり、食べ始めると止まらなくなる状態になる摂食障害で、正式には「神経性大食症（神経性過食症）」といいます。大量に食物を摂取した後に嘔吐するという症状もあります。

活性酸素（かっせいさんそ）

口から摂った食物を肺から吸った酸素で燃やすという生命代謝により、酸化作用が起き、体内に発生する一種の燃えかすのことです。

合併症（がっぺいしょう）

1つの病気にかかっているとき、それと関連して起こる別の病症のことです。

果糖（かとう）

単糖類に分類される、もっとも甘い糖類で、果実や蜂蜜の甘味成分です。

髪のトラブル（かみ―）

抜け毛や白髪、パサつきなど、髪に関連するさまざまな問題のことをいいます。美しい髪を維持するためには、肉や魚、大豆などの良質のたんぱく質を摂ることが大切ですが、それだけを摂りすぎると内臓に負担をかけることになり、かえって髪にはよくありません。ビタミン、ミネラルなどと一緒に摂るとよいでしょう。

ガラクトース

母乳や牛乳に含まれる乳糖の成分で、単糖類に分類されます。

カラダの栄養（―えいよう）

栄養素が栄養となり、気持ちが元気になった、肌がきれいになったなどと認識できるまでには、時間がかかります。このため、長い間継続して栄養素をバランスよく摂取することが大切です。

カリウム

ミネラルの１つです。血圧を正常に保つ、腎臓の老廃物の排泄を促すといった働きがあります。

カルシウム

ミネラルの１つです。骨や歯の形成、血液の凝固、筋肉の正常化、精神の安定といった働きがあります。

cal（かろりー）／kcal（きろかろりー）

エネルギー（熱量）の単位で、１気圧のもとで1gの純水の温度を14.5℃から15.5℃まで１℃上昇させるのに必要な熱量を１calと定義しています。なお、熱量自体をカロリーと呼ぶこともあります。現在はJを基準に1 cal = 4.184 Jを採用するようになってきました。また、1 kcal = 1,000calです。

間食（かんしょく）

朝・昼・夕の３度の食事以外の空いている時間に食べる食事のことです。回数や量などに十分気をつける必要があります。

機械的消化（きかいてきしょうか）

消化作用の1つで、食物を咀嚼して細かく噛み砕いたり、嚥下して食道へ送り込んだり、蠕動運動で混和・攪拌・運搬したりします。

基礎代謝量（きそたいしゃりょう）

体温の維持、呼吸、脳・心臓の活動など、生命を維持するための最少のエネルギー消費量です。

吸収（きゅうしゅう）

消化された栄養素が、消化管の壁から血液中に取り込まれるまでの過程をいいます。

吸収率（きゅうしゅうりつ）

摂取した栄養素の量に対して、体内で吸収される割合のことをいいます。

休養（きゅうよう）

疲れたココロとカラダを休める「休」と、明日への活力（エネルギー）を養う「養」の2つの意味があります。

凝固（ぎょうこ）

液体が固体に変化する現象のことをいいます。

狭心症（きょうしんしょう）

心疾患の1つである動脈硬化により、冠動脈が狭くなり血流が悪くなる病気です。

虚血性心疾患（きょけつせいしんしっかん）

心疾患の1つである動脈硬化により、血液が十分に流れず酸素や栄養素が不足した状態になる病気です。

拒食症（きょしょくしょう）

摂食障害の1つで、食欲が極度に減退して著しくやせてしまう病気です。正式には「神経性無食欲症（神経性食欲不振症）」といいます。

緊張エネルギー量（きんちょう―りょう）

椅子に座るなど、一定の姿勢を保つために使われる筋肉のエネルギー量です。

クールダウン

激しい運動をした後で、心臓循環器系や筋肉の興奮をしずめ、平静に戻すために行う軽い整理運動のことです。

くも膜下出血（ーまくかしゅっけつ）

脳卒中の1つで、脳を包むくも膜とその下を走る脳動脈が破れて出血する病気です。

グリコーゲン

糖質が分解されエネルギーとして使われた後、余った糖質（ブドウ糖）が結合したもので、カラダのエネルギー源となる働きがあります。

グリセリン

脂肪または油脂を分解してできる透明の液で、甘味があります。

くる病（ーびょう）

乳幼児にビタミンDが不足すると発症しやすい病気の1つで、足の骨が曲がったり、頭蓋骨の変形を引き起こします。

欠食（けっしょく）

「朝起きられない」「時間がない」などの理由から朝食を抜いたり、不規則な生活やダイエットなどで食事を摂らないことをいいます。

血中コレステロール（けっちゅうー）

血液中に含まれる脂質を「血中脂質」といい、脂質の主なものにコレステロールがあります。

欠乏症（けつぼうしょう）

必要な栄養素の供給が十分に満たされていないことで、さまざまな症状が出る状態をいいます。

ゲル化（ーか）

水溶性食物繊維の特徴の1つで、水を含んだ状態で凝固し半固形体になります。

健康になるための3要素 (けんこう―さんようそ)

「栄養、運動、休養」の3つがあげられ、日常生活の中で、3つの調和がとれた健康づくりを実践することが大切です。

健康の定義 (けんこう―ていぎ)

世界保健機関（WHO）の憲章では、「健康とは、完全な肉体的、精神的及び社会的福祉の状態であり、単に疾病又は病弱の存在しないことではない」と定義しています。

現代病 (げんだいびょう)

生活習慣病をはじめストレスを原因としたものなど、現代に特徴的に見られる病気のことです。

倹約遺伝子 (けんやくいでんし)

人間がもつ、低カロリーの食べ物や少量の食べ物でもより多くの生命活動ができる遺伝子のことです。

交感神経 (こうかんしんけい)

副交感神経とともに、自律神経系を構成する神経です。内臓や血管・消化器・汗腺などに分布し、心臓の働きの促進、血管の収縮、胃腸の働きの抑制、瞳孔の散大などの作用があります。

口腔 (こうくう)

口からのどまでの部分で、咀嚼を行う器官です。

高血圧 (症) (こうけつあつ (しょう))

生活習慣病のうち、死の四重奏と呼ばれるものの1つです。収縮期血圧（最大血圧）と拡張期血圧（最小血圧）を測定して、どちらか一方あるいは両方が慢性的に基準値より高い場合をいいます。

抗酸化作用 (こうさんかさよう)

「活性酸素」を抑える働きのことで、カラダを老化から守る抗酸化成分として代表的なものに、ビタミンA・C・Eやポリフェノールなどがあります。

国連食糧農業機関 (こくれんしょくりょうのうぎょうきかん)

世界各国民の栄養と生活水準の向上、食糧と農産物の生産と分配の改善を目的として、各種統計の作成・調査研究・勧告などを行っている機関です。

ココロの栄養 (―えいよう)

食事は、食べているときの環境や料理の見た目の美しさが大切です。そして、食事の時間を大切にしよう、食事を楽しもうという、心に栄養を与えることが大切です。

5大栄養素 (ごだいえいようそ)

食べ物から摂取する栄養素を5つに分類したものです。「たんぱく質、脂質、炭水化物、ビタミン、ミネラル」に分かれます。

骨粗しょう症 (こつそ―しょう)

骨の強度が低下してもろくなることにより、骨折しやすくなる病気のことです。

骨軟化症 (こつなんかしょう)

骨の組織からカルシウムが減少して、骨がもろく軟らかくなり、骨格が変形してしまう成人に発症する病気をいいます。

コラーゲン

たんぱく質の一種です。コラーゲンが減少すると活性酸素が増加して皮脂が酸化し、過酸化脂質となって皮膚の老化を促進します。

コレステロール

生命を維持するために必要な動物性脂質です。ただし、コレステロール値が高くなりすぎると、動脈硬化などの原因になります。

サプリメント

不足しがちな栄養素を補給するための栄養補助食品（栄養機能食品）です。錠剤やカプセルなどの形状があります。

3大栄養素 (さんだいえいようそ)

食べ物から摂取する栄養素を5つに分類したものを「5大栄養素」といいます。このうち、「たんぱく質、脂質、炭水化物」を3大栄養素といいます。

仕事エネルギー（しごと―）

3大栄養素を摂取して得たエネルギーのうち、運動などに活用されるものです。

脂質（ししつ）

3大栄養素の1つです。熱やエネルギーになったり、細胞膜の構成成分や血液成分といったカラダの構成成分になる働きをします。一方、摂りすぎると肥満や動脈硬化などの原因になります。

脂質異常症（ししついじょうしょう）

生活習慣病のうち、死の四重奏といわれるものの1つです。血液中のコレステロールが過剰もしくは不足する状態であり、動脈硬化だけでなく、脳卒中や心疾患になりやすくなります。

死の四重奏（し―よんじゅうそう）

生活習慣病のうち、「肥満症、高血圧症、脂質異常症、糖尿病」の4つをいいます。病気が進行すると、脳血管疾患、悪性新生物、虚血性心疾患などの合併症を引き起こして死に至ることがあります。

脂肪（しぼう）

体内に存在する脂質（中性脂肪）のことで、体内で脂肪酸とグリセリンに分解されます。

脂肪酸（しぼうさん）

脂質を構成する主要成分です。脂から分解される脂肪酸を「飽和脂肪酸」といい、油から分解される脂肪酸を「不飽和脂肪酸」といいます。

社会的健康（しゃかいてきけんこう）

健康の定義である「肉体的、精神的、社会的」の3つが良好な状態の1つです。家族・地域社会・職場などの人間関係が豊かである状態をいいます。

十二指腸（じゅうにしちょう）

胃でかゆ状にされた食物を消化液である胆汁、膵液、腸液と混ぜ合わせ本格的に消化する器官です。

主要無機質 (しゅようむきしつ)

ミネラルのうち他のミネラルに比べて多量に存在するもので、7種類あります。

消化 (しょうか)

摂取した食物の成分を吸収できるよう、消化器官で最小単位に分解することをいいます。

消化液 (しょうかえき)

消化器官ごとに、唾液、胃液、膵液、胆汁、腸液などがあります。

消化器官 (しょうかきかん)

口腔から大腸までの消化に関する器官および消化液を分泌する消化腺をいいます。

消化酵素 (しょうかこうそ)

消化にかかわる酵素のことで、炭水化物分解酵素、たんぱく質分解酵素、脂肪分解酵素など分解される栄養素によって分けられます。

消化不良 (しょうかふりょう)

さまざまな原因によって消化能力が低下して、摂取した食べ物の十分な消化が行われなくなることです。

消極的休養 (しょうきょくてききゅうよう)

睡眠や休息をとる、家で何もせずに横になっているなどといった休養のことです。

脂溶性ビタミン (しようせい―)

ビタミンのうち、脂に溶けやすいものです。カラダに蓄積されやすいため、摂取量には注意する必要があります。

小腸 (しょうちょう)

小腸の一部である十二指腸で消化された食物に、胆汁、膵液、腸液をさらに混ぜ合わせ、栄養素の大部分を吸収する器官です。

少糖 (しょうとう)

オリゴ糖の別名です。糖質の最小の単位である単糖が3〜9個結合したものです。

食事摂取基準 (しょくじせっしゅきじゅん)

健康な生活を送るために必要なエネルギーおよび栄養素の摂取基準を示したものです。厚生省（現厚生労働省）によって策定された「日本人の栄養所要量」がもとになっています。

食事療法 (しょくじりょうほう)

エネルギーや栄養素などを管理した食事をすることで、病気の治療や悪化を防止する方法です。糖尿病や高血圧など多くの疾病で行われます。

食生活学 (しょくせいかつがく)

健康的に活動できる状態にするために、食と生活がどのように関係しているかを研究する学問です。

食道 (しょくどう)

嚥下運動や蠕動運動によって、食物の口腔から胃までの輸送を行う器官です。なお、消化の働きはありません。

植物性たんぱく質 (しょくぶつせい―しつ)

たんぱく質のうち、豆類や大豆の加工食品に多く含まれているものです。

食物繊維 (しょくもつせんい)

３大栄養素の１つである炭水化物の成分です。人間の消化液では消化されない難消化性の成分ですが、低エネルギーであるために食事の量を増やしたり、糖質の吸収を遅延させたり、コレステロールの排出を促進したりします。

ショ糖 (―とう)

一般的に「砂糖」といわれる糖類です。

心筋梗塞 (しんきんこうそく)

心疾患の１つで、冠動脈が詰まり、心臓に血液が送られなくなる病気です。

神経障害 (しんけいしょうがい)

糖尿病の３大合併症の１つで、高血糖の状態が長く続くことにより、手足のしびれ・痛み・知覚異常や、発汗障害・胃腸障害・起立性低血圧などの症状が現れます。

心疾患 (しんしっかん)

心臓を取り巻く冠動脈に血液が流れにくくなったり、血管が詰まったりすることによる心臓の病気の総称です。

腎症 (じんしょう)

糖尿病の3大合併症の1つで、高血糖の状態が長く続くことにより、腎臓の毛細血管が損傷し、腎機能が低下します。

身体活動レベル (しんたいかつどう―)

身体活動レベルは、「低い」「普通」「高い」の3つで示されています。

新陳代謝 (しんちんたいしゃ)

カラダの中の古い細胞が新しい細胞に取って代わられることです。

浸透圧 (しんとうあつ)

膜を通して、濃度の低い溶液から濃度の高い溶液に溶媒が移動するように働く圧力のことです。

心拍出量 (しんはくしゅつりょう)

心臓の収縮により、1回の拍動で送り出す血液の量です。

真皮 (しんぴ)

皮膚の表皮の下の組織のことで、約70%をコラーゲンが占めています。

心肥大 (しんひだい)

心臓の壁、特に心室の壁の心筋（心臓の壁を構成している筋肉）が肥大して厚くなることをいいます。

心不全 (しんふぜん)

心臓のポンプ機能の障害により、十分な血液を供給できなかったり、血液が全身から心臓に戻れなかったりする状態で、初期には息苦しさ、動悸、だるさなどの症状があります。

腎不全 (じんふぜん)

腎循環不全、腎実質障害、尿路の閉塞などのため、腎臓が十分に機能しなくなった状態

のことをいいます。急性の場合は尿量の減少・血圧低下など、慢性の場合は多尿・むくみ・高血圧・貧血などの症状が現れます。

膵液（すいえき）

膵臓から分泌され、十二指腸に排出される消化液で、たんぱく質を分解する酵素トリプシンが含まれています。

推定エネルギー必要量（すいてい－ひつようりょう）

1日に必要なエネルギー量を求めるための指数です。推定エネルギー必要量は、エネルギー量の不足や過剰によるリスクがもっとも小さくなる摂取量とされています。

推定平均必要量（すいていへいきんひつようりょう）

一定の栄養状態を維持するために、性・年齢階級別に分類した集団の50％が、必要量を満たすと推定される1日の摂取量です。

水溶性食物繊維（すいようせいしょくもつせんい）

食物繊維のうち水に溶け、食品の水分を抱き込んでゲル化する性質があるものです。血中コレステロール値を低下させ、糖質の吸収を抑える働きがあります。

水溶性ビタミン（すいようせい－）

ビタミンのうち、水に溶けやすいものです。摂り過ぎても必要な量以外はカラダの外に排泄されます。

ストレス

家庭・学校・会社などの集団の中で感じられることが多く、疲労の原因や、病気を引き起こす原因であるともいわれます。

ストレス社会（－しゃかい）

近年、生活習慣病をはじめとしたさまざまな現代病が発生していますが、病気の原因は、ストレスにあるという考え方もできます。病気の予防のために、普段からストレスを発散させて快適に過ごし、免疫力を高めておくことも大切です。

ストレスを解消するには（－かいしょう－）

ストレスを解消するには、「リラクゼーションをやってみる、犬や猫などのペットと接する、気の合う友人や家族と会話を楽しむ、心から笑う、ぬるめのお風呂に入ってリラ

ックスする、音楽でリラックスする」などといった方法があげられます。

ストレスを溜めないために (―た―)

ストレスを溜めないためには、「完全主義にならない、熱中できる趣味をもつ、つらくなったら早めに人の助けを求める」といったことが大切です。

スレオニン

必須アミノ酸の１つで、成長促進作用があるほか、肝臓に脂肪が蓄積する脂肪肝の予防、新陳代謝の促進、胃炎の改善などの作用があります。

生活活動レベル (せいかつかつどう―)

普段の生活にどのくらい負荷がかかっているかを表した数字です。

生活習慣病 (せいかつしゅうかんびょう)

普段の生活習慣が原因となって発症する病気の総称です。以前は「成人病」と呼ばれていましたが、小学生や中学生にも発症する例が多くなったため名称が変更されました。

精神的健康 (せいしんてきけんこう)

健康の定義である「肉体的、精神的、社会的」の３つが良好な状態の１つです。精神的にバランスがとれて安定した状態をいいます。

精神的疲労 (せいしんてきひろう)

疲労のうち、精神的緊張をともなう作業などによるもののことです。

成人病 (せいじんびょう)

普段の生活習慣が原因となって発症する病気の総称の旧称です。加齢に着目した疾患群でしたが、小学生や中学生にも発症する例が多くなったため、「生活習慣病」と名称が変更されました。

生物学的消化 (せいぶつがくてきしょうか)

消化作用の１つで、食物に含まれる栄養素を腸内細菌により、発酵分解します。

世界保健機関 (せかいほけんきかん)

「World Health Organization」の訳です。世界の保健と衛生の分野を受け持つ専門機関です。「WHO」とも呼ばれます。

積極的休養 (せっきょくてききゅうよう)

仲間とコミュニケーションをとる、カラダを動かすなどといった休養のことです。

摂食障害 (せっしょくしょうがい)

食事の回数や量に偏りが生じる病気の総称で、拒食症や過食症に大きく分けられます。精神的要因が大きいため、食生活の改善だけでなくココロのケアが必要な場合があります。

セラミド

肌は何層もの角層細胞が重なっています。そのすき間を満たし、細胞同士や水分をつなぎとめている、肌の必須成分がセラミドです。

セルロース

不溶性食物繊維の1つで、野菜、穀類、豆類などに多く含まれています。

善玉コレステロール (ぜんだま―)

HDLコレステロールのことです。動物性脂肪の1つで、体内で不要になったコレステロールや、血管の内壁に付着した悪玉コレステロールを除去します。

蠕動 (運動) (ぜんどう (うんどう))

食物が口から食道、胃へと送られる際に、それぞれの器官が収縮することにより、内容物を移動させていくことです。

咀嚼 (そしゃく)

口腔内で食物を噛み砕くことです。

第一次産業 (だいいちじさんぎょう)

農業、林業、水産業など、もっとも基礎的な生産物にかかわる産業のことです。

ダイエット

健康になるために食事内容や量、食事時間に注意して食べることです。健康や美容のために食事を制限して体重を減らすという意味合いが強くありますが、食事療法の食事という意味もあり、太りやすい生活習慣を改善し太りにくい習慣を身に付けるものです。

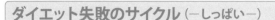

ダイエット失敗のサイクル（－しっぱい－）

運動をせずに食事を減らしたり、抜いたりすることで、筋肉量が減り、体重は落ちます。そのことで安心してまたもとの食事に戻すと、カラダは飢えを感じているため、摂取した栄養素をすぐに脂肪にして蓄えようとして体重が増えます。これを繰り返すことでリバウンドを引き起こしやすくなります。

ダイエットの基本原則（－きほんげんそく）／
正しいダイエット（ただ－）

1日3回食べて十分な栄養素を摂り、食事の内容をコントロールし、プラス運動するのが正しいダイエットです。ゆるやかな摂取エネルギーの減少と消費エネルギーの増加を同時に行うことが基本です。

体脂肪率（たいしぼうりつ）

体重に占める体脂肪量の割合です。

代謝（たいしゃ）

栄養素が分解・消化・吸収され、体内で利用され、老廃物が体外に排泄される一連の過程（物質変化）をいいます。

大腸（だいちょう）

残った食物の老廃物から徐々に水分を吸収して固形にし、さらに固めて便として排泄する器官です。

唾液（だえき）

唾液腺から口腔内に分泌される消化液で、唾液に含まれる消化酵素（アミラーゼ）によって食物が分解されます。

多糖（たとう）

単糖が10個以上結合したものです。

WHO（だぶりゅーえいちおー）

「World Health Organization」の頭文字で、「世界保健機関」と訳されます。

胆汁（たんじゅう）

肝臓で分泌される消化液で、脂肪の消化吸収を助ける働きがあります。

単純脂質（たんじゅんししつ）

脂質のうち、脂肪酸とグリセリンでできているもの（中性脂肪）と、脂肪酸と高級アルコールでできているもの（ろう）です。

単純たんぱく質（たんじゅん－しつ）

たんぱく質のうち、アミノ酸だけで構成されているものです。

炭水化物（たんすいかぶつ）

３大栄養素の１つで、糖質と食物繊維を併せたものです。熱やエネルギー源になったり、カラダの調子を整えたりする働きをします。

胆石症（たんせきしょう）

エネルギーの過剰摂取による病気の１つで、胆汁の成分が固まることで、胆道内に石ができるものです。

単糖（たんとう）

糖質の最小単位です。糖質は単糖の結合数により分類されます。

たんぱく質（－しつ）

３大栄養素の１つです。細胞の構成成分や血液成分となってカラダを構成し、熱やエネルギーになったり、カラダの調子を整えたりする働きをします。

腸液（ちょうえき）

腸腺や腸粘膜から分泌される消化液で、食物を完全に消化します。

腸内環境（ちょうないかんきょう）

腸内の状態のことです。人の腸内に存在する菌のうち、健康維持に貢献するビフィズス菌や乳酸菌を増やして、腸内の状態（環境）を整えることが大切です。

貯蔵エネルギー（ちょぞう－）

３大栄養素を摂取して得たエネルギーのうち、熱エネルギーと仕事エネルギーの活用後

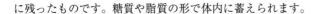

に残ったものです。糖質や脂質の形で体内に蓄えられます。

疲れの原因（つか−げんいん）

現代社会における疲労の原因は、「ストレス」によるものが多くなっているようです。
疲労回復の方法も大切ですが、その疲労の原因を究明することはもっと大事なことです。

DHA（でぃーえいちえー）

ドコサヘキサエン酸のことで、多価不飽和脂肪酸で、体内で生成できない必須脂肪酸です。サバやいわしなどの青魚に多く含まれています。

適正体重（てきせいたいじゅう）

算出法には日比式と BMI があります。
●日比式……標準体重（kg）＝係数 1 ×身長（cm)^3 ＋係数 2 ×身長（cm)^2 ＋
　　　　　　係数 3 ×身長（cm）＋係数 4
●ＢＭＩ……標準体重（kg）＝ 22 ×身長（m)^2
BMI は、国際的な体格指数として用いられています。

鉄（てつ）

成人の体内に 3 〜 5 ｇ あり、70％は体内の各組織へ酸素を運ぶ機能鉄、30％は筋肉や肝臓、脾臓に蓄えられる貯蔵鉄です。食品中の鉄分は、ヘム鉄と非ヘム鉄に分けられます。

デトックス

「解毒」「浄化」という意味があり、体内の老廃物などを排出する健康法をいい、アンチエイジングの対策の 1 つです。

デンプン

米、小麦、トウモロコシなどに多く含まれている多糖類で、これらの食品には食物繊維も多く含まれているため、生活習慣病の予防が期待できます。

銅（どう）

ミネラルの 1 つです。鉄の吸収を助け、造血作用のある成分で、「レバー、菜葉、豆類」などに含まれています。

糖質（とうしつ）

3 大栄養素の 1 つである炭水化物の成分です。日本人の場合、全エネルギーの約 60％

弱を糖質から摂取しています。小腸から分泌される消化酵素によって分解され、ブドウ糖などに変化して体内に吸収された後、エネルギーとして使われます。

糖尿病 (とうにょうびょう)

生活習慣病のうち、死の四重奏と呼ばれるものの1つです。膵臓（すいぞう）から分泌されるインスリンが不足したり働きが悪くなったりすることで、血液中に含まれているブドウ糖が異常に多くなることが原因です。

糖尿病の3大合併症 (とうにょうびょう－さんだいがっぺいしょう)

糖尿病が進行すると、さまざまな合併症が引き起こされます。合併症のうち代表的なものである「神経障害、網膜症、腎症（じん）」の3つをいいます。

動物性たんぱく質 (どうぶつせい－しつ)

たんぱく質のうち、肉類、魚類、卵、牛乳、乳製品に多く含まれているものです。動物性たんぱく質のほうが、植物性たんぱく質より栄養価（アミノ酸価）が高くなります。

動脈硬化 (どうみゃくこうか)

エネルギーの過剰摂取による病気の1つで、動脈の壁に脂質が付くことにより厚く硬くなり、血管の内側が狭くなって血液の循環が悪くなるものです。

特異動的作用 (とくいどうてきさよう)

食物を摂取することによって細胞内の酸化が活発になり、熱量（エネルギー）生産が高まる現象をいいます。

ドコサヘキサエン酸 (－さん)

血中コレステロールの低下や脳の働きを活発にする作用のほか、認知症の予防に効果があるといわれています。

トランス脂肪酸 (－しぼうさん)

食品の食感や風味を出したり、食品の保存性を高めたりするために水素を添加する過程で発生する脂肪酸です。トランス脂肪酸は、マーガリンやショートニング、および、これらを使用している食品に多く含まれ、大量に摂取することによって心疾患（心臓病）を引き起こすリスクが高まるといわれています。

トリプシン

膵液(すいえき)に含まれている酵素で、たんぱく質の消化酵素の役割を果たします。

トリプトファン

必須アミノ酸の1つで、乳製品、種実類、大豆など、主に動物性たんぱく質に多く存在します。

ナイアシン

水溶性ビタミンの1つです。糖質の代謝にかかわり、血行をよくする、脳神経の機能を助けるといった働きがあります。

内臓脂肪 (ないぞうしぼう)

体脂肪のうち、内臓の周囲に付いた脂肪のことで、大量になると高血圧症や脂質異常症などといった生活習慣病のリスクが高くなります。

内臓脂肪型肥満 (ないぞうしぼうがたひまん)

肥満のうち内臓に脂肪が蓄積したもので、「隠れ肥満」とも呼ばれます。皮下脂肪型肥満より生活習慣病を招きやすい一方、生活習慣の見直しと改善により脂肪は減らしやすいといわれています。

内臓脂肪症候群 (ないぞうしぼうしょうこうぐん)

メタボリックシンドロームのことです。内臓脂肪型肥満に、「高血圧症、脂質異常症、糖尿病」のうち2つ以上を合併した状態をいいます。

ナトリウム

ミネラルの1つです。細胞の浸透圧を維持する、神経の刺激伝達作用を担うといった働きがあります。

難消化性 (なんしょうかせい)

人間の消化液では消化されない性質のことをいい、食物繊維がその代表例です。

肉体的健康 (にくたいてきけんこう)

健康の定義である「肉体的、精神的、社会的」の3つが良好な状態の1つです。カラダの栄養が良好である状態をいいます。

肉体的疲労 (にくたいてきひろう)

疲労のうち、カラダを多く使う作業などによるもののことです。

二糖 (にとう)

単糖が2個結合したものです。

日本食品標準成分表 (にほんしょくひんひょうじゅんせいぶんひょう)

文部科学省が、日常的に使われる食品の成分について調査し発表したものです。「食品成分表」とも呼ばれます。

乳酸 (にゅうさん)

運動によってグリコーゲンやブドウ糖が使われるときに生成される物質です。乳酸が蓄積されると、通常は中性の筋肉などが酸性に傾き疲労の原因になるといわれてきました。しかし近年では、「乳酸は疲労を抑制するような働きをもつ」という、従来とは真逆な研究が発表されています。

乳糖 (にゅうとう)

母乳や牛乳に含まれている二糖類です。

熱エネルギー (ねつ―)

3大栄養素を摂取して得たエネルギーのうち、体温を保つために活用されるものです。

脳血管疾患 (のうけっかんしっかん)

脳の血管のトラブル（動脈硬化）によって、脳細胞が異常（障害）をきたす病気の総称です。

脳梗塞 (のうこうそく)

脳内の血管が詰まって血液が流れなくなり、脳細胞が壊死する病気です。

脳卒中 (のうそっちゅう)

脳の血管がもろくなったり、詰まったりして、脳細胞に栄養や酸素を十分に供給できなくなる病気で、いくつかの種類に分類されています。

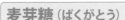

麦芽糖 (ばくがとう)

デンプンの分解物で「マルトース」とも呼ばれる二糖類の糖質です。

肌のトラブル (はだ―)

年齢を重ねるにつれて、肌のハリや弾力性を維持する真皮内のコラーゲン（たんぱく質の一種）や保湿機能のある角質層のセラミドが減少することにより発生する、肌アレやシミ、たるみの原因となるさまざまな問題のことをいいます。

発育ビタミン (はついく―)

ビタミン B_2 のことで、細胞の再生や成長を促進する働きをもち、正常な発育に不可欠なビタミンです。

バリン

必須アミノ酸の1つで、植物性たんぱく質に多量に含まれ、成長に深く関与し、血液中の窒素の濃度を調整する作用があります。

パントテン酸 (―さん)

水溶性ビタミンの1つです。脂質の代謝にかかわり、善玉コレステロールを増やす、免疫力を強化するといった働きがあります。

pH (ぴーえいち)

酸性であるか、アルカリ性であるかを示す単位です。7は中性、7より小さい場合は酸性、7より大きい場合はアルカリ性となります。

BMI (びーえむあい)

「Body Mass Index」の頭文字です。肥満の判定における身長に対する体重の割合の国際的な体格指数で、「体重（kg）÷身長（m）^{2}」で求めます。

ビオチン

水溶性ビタミンの1つです。脂質を合成する糖質やアミノ酸の代謝にかかわり、皮膚の健康を保つ働きがあります。

皮下脂肪 (ひかしぼう)

体脂肪のうち、皮膚の下に付いた脂肪のことで、手でつかむことができるのが特徴で

す。一度付いてしまうと分解されにくいですが、内臓脂肪と比べ、生活習慣で大きく問題になることはないと考えられています。

皮下脂肪型肥満 （ひかしぼうがたひまん）

肥満の1つで、内臓脂肪型肥満より脂肪を減らしにくいといわれています。

ヒスチジン

必須アミノ酸の1つで、成人になると必要に応じて体内で合成されるようになります。

ビタミン

5大栄養素の1つです。吸収されたほかの栄養素の働きの効率を高めたり、体調を整えたりする働きをする有機化合物です。体内では合成できないものもあるため、食物から摂取する必要があります。

ビタミンE （ーいー）

脂溶性ビタミンの1つです。細胞や皮膚の老化を防止する、発がんを抑制する、血管を強化するといった働きがあります。「若返りビタミン」とも呼ばれます。

ビタミンA （ーえー）

脂溶性ビタミンの1つです。発育を促進する、皮膚や粘膜を正常に保つ、視力を正常に保つといった働きがあります。「美容ビタミン」とも呼ばれます。

ビタミンK （ーけい）

脂溶性ビタミンの1つです。血液を凝固させ、内出血を防ぐ働きがあります。

ビタミンC （ーしー）

水溶性ビタミンの1つです。コラーゲンを生成する、血中コレステロールを下げるといった働きがあります。

ビタミンD （ーでぃー）

脂溶性ビタミンの1つです。骨や歯を形成する、筋力を維持する、カルシウムの吸収を補助するといった働きがあります。

ビタミンB₁ （ーびーいち）

水溶性ビタミンの1つです。成長を促進する、心臓の機能を正常に保つ、食欲を増進す

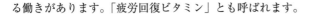

る働きがあります。「疲労回復ビタミン」とも呼ばれます。

ビタミンB群（ーびーぐん）

水溶性ビタミンの中で、「B₁、B₂、B₆、B₁₂、ナイアシン、パントテン酸、ビオチン、葉酸」は、働きがよく似ているので、まとめて「ビタミンB群」と呼ばれています。

ビタミンB₁₂（ーびーじゅうに）

水溶性ビタミンの1つです。発育を促進したり、また造血作用があるため、貧血を予防する働きがあります。

ビタミンB₂（ーびーに）

水溶性ビタミンの1つです。成長を促進する、粘膜を保護する、動脈硬化を予防するといった働きがあります。「発育ビタミン」とも呼ばれます。

ビタミンB₆（ーびーろく）

水溶性ビタミンの1つです。アミノ酸の代謝を促進する、皮膚疾患を防止する働きがあります。

ビタミン様物質（ーようぶっしつ）

体内でビタミンによく似た働きをする成分をビタミン様物質といい、そのうち、ビタミンPは、水溶性のビタミンで、ルチン・ヘスペリジン・エリオシトリンの3種があります。「フラボノイド化合物」と呼ばれることもあり、ルチンがもっとも強力です。

必須アミノ酸（ひっすーさん）

アミノ酸のうち、体内では合成できない9種類（成人は8種類）をいいます。食物から摂取する必要があるものです。

必須脂肪酸（ひっすしぼうさん）

脂肪酸のうち、体内では合成できないため食物から摂取する必要があるものです。血中コレステロール濃度を低下させる効果があります。

ビフィズス菌（ーきん）

腸内細菌の1つで、大腸菌の増殖を抑える働きがあります。年齢を重ねるにつれて、数が減少していきます。

非ヘム鉄 (ひ－てつ)

鉄分のうち、野菜、穀類などの植物性食品に多く含まれるものです。吸収率は、約2～5％です。

肥満 (ひまん)

肥満の判定法はいくつかあります。国際的な体格指数判定法として、BMIが用いられています。BMIは「BMI数値＝体重（kg）÷身長（m）^{2}」で求められ、BMI数値が「25以上」になると、肥満と判定されます。ただし、BMIは肥満度チェックの目安の一つであり、実際には、体脂肪率も重要です。

肥満症 (ひまんしょう)

生活習慣病のうち、死の四重奏といわれるものの1つです。BMI数値が25以上になると肥満と判定されます。

標準体重 (ひょうじゅんたいじゅう)

算出法には日比式とBMIがあります。
- 日比式……標準体重（kg）＝係数1×身長（cm）^{3}＋係数2×身長(cm)^2＋
　　　　　　係数3×身長（cm）＋係数4
- ＢＭＩ……標準体重（kg）＝22×身長（m）^{2}

BMIは、国際的な体格指数として用いられています。

美容ビタミン (びよう－)

ビタミンＡのことで、動物性食品にだけ存在し、植物性食品にはβ－カロテンとして含まれており、体内で、ビタミンＡに変わって働きます。皮膚や粘膜を正常に保つ働きがあります。

微量栄養素 (びりょうえいようそ)

微量ではあるものの、健康維持のために少量必要とする栄養素のことで、「ビタミン」と「ミネラル」があります。

微量無機質 (びりょうむきしつ)

ミネラルのことで、主要無機質以外をいいます。

疲労回復ビタミン （ひろうかいふく－）

ビタミンB_1のことで、エネルギー代謝を高める作用があります。糖質がエネルギーに変わるときの補酵素として働いているので、糖質を摂取する場合は、ビタミンB_1を合わせて摂る必要があります。

貧血 （ひんけつ）

血液中の赤血球またはヘモグロビンの濃度が減少し、酸素を運搬する力が低下する病気です。

フェニールアラニン

必須アミノ酸の1つで、脳や神経細胞の間で情報を伝達する役割をもっています。

不感蒸泄 （ふかんじょうせつ）

無意識のうちに、カラダの表面からや呼吸によって水分が失われることです。ただし汗は含みません。

複合脂質 （ふくごうししつ）

脂質のうち、単純脂質の一部にリン酸、糖などを含んでいるもの（リン脂質、糖脂質など）です。

副甲状腺ホルモン （ふくこうじょうせん－）

主な機能は血液中のカルシウム濃度の調整です。カルシウムが不足すると機能を阻害し、血液中のカルシウム濃度が上昇するため、血圧が高くなるといわれています。

複合たんぱく質 （ふくごう－しつ）

たんぱく質のうち、単純たんぱく質に糖質、脂質、金属などが結合したものです。

ブドウ糖 （－とう）

糖質が分解されたもので、体内に吸収されたのち、エネルギーとして使われます。

不飽和脂肪酸 （ふほうわしぼうさん）

油から分解される脂肪酸のことで、植物の油に多く含まれる植物性脂肪です。

不溶性食物繊維（ふようせいしょくもつせんい）

食物繊維のうち水に溶けず、水分を吸収して膨らむ性質があるものです。未消化物の通過時間を短縮し、便秘の予防や改善をする働きがあります。

フラボノイド化合物（―かごうぶつ）

水溶性ビタミン「ビタミンP」のルチン・ヘスペリジン・エリオシトリンの3種を総称した呼び名で、「フラボノイド」とは、ポリフェノールの一種で、天然に存在する有機化合物における植物色素の総称です。

プロテイン

たんぱく質のことです。Protein はギリシャ語の「プロティオス」が語源であり、プロティオスは「生命にとって第一のもの」という意味があります。

β－カロテン（べーた―）

植物性食品に含まれるもので、体内に摂取されてから「ビタミンA」に変わります。

ペプシン

胃液に含まれている消化酵素で、たんぱく質を分解します。

ヘム鉄（―てつ）

鉄分のうち、肉、レバー（内臓）、魚などの動物性食品に多く含まれるものです。吸収率は、約15〜25％です。

偏食（へんしょく）

必要とする栄養素に偏りがある食事のことで、一般的には「好き嫌い」とも呼ばれています。

便秘（べんぴ）

腸に大便が溜まって排泄しきれない症状です。通常、食事をしてから24時間〜72時間後に便として排泄されるため、3日以上便通がないときを「便秘」といいます。

飽食時代（ほうしょくじだい）

食物が十分にあり不自由しない環境にあることをいいます。

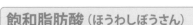

飽和脂肪酸 (ほうわしぼうさん)

脂から分解される脂肪酸のことで、動物の脂に多く含まれる動物性脂肪です。

マグネシウム

ミネラルの1つです。精神を安定させる、体温や血圧を調整する、心臓の筋肉の動きをよくするといった働きがあります。

間違ったダイエット (まちが―)

ダイエットの種類はさまざまですが、多くの人が行っているダイエットは、摂取エネルギーの減少のみ、つまり、食事量を減らすだけのようです。しかし、食事制限だけに頼ったダイエットは、リバウンドを引き起こしやすいのです。

マンガン

ミネラルの1つです。骨を形成する、疲労を回復する、血糖値を下げるといった働きがあります。

慢性疲労 (まんせいひろう)

十分に休養せず回復しないままにしておくことで疲労が蓄積された状態をいいます。一定の限度を超えるとカラダやココロに病的な兆候が現れます。

味覚異常 (みかくいじょう)

亜鉛不足によって味細胞が減少することなどで起こります。

水 (みず)

成人の体重の約60％を占め、栄養素の運搬や老廃物の排泄、消化液の分泌、体液のpH調整、発汗による体温調節などの役割を担っています。

ミネラル

5大栄養素の1つです。体調を整えたり、カラダの構成成分になる働きをします。ミネラルは無機質であり体内ではまったく合成することができないため、食物から摂取する必要があります。

無機質 (むきしつ)

人間のカラダは、主に「水素、酸素、炭素、窒素」で構成され、約95％を占めています。

この4つを除いた約5％が無機質であり、「ミネラル」とも呼ばれます。

無酸素性運動（むさんそせいうんどう）

アネロビクスのことです。主に消費するエネルギーは糖質です。

メタボリックシンドローム

内臓脂肪型肥満に、「高血圧症、脂質異常症、糖尿病」のうち2つ以上を合併した状態をいいます。「代謝異常症候群」または「内臓脂肪症候群」とも呼ばれます。

メチオニン

必須アミノ酸の1つで、牛肉、魚肉、レバー、牛乳、小麦などに多く含まれ、ヒスタミンの血中濃度を下げて、アレルギーを起こしにくくする働きがあります。

メラニン色素（－しきそ）

肌の色を黒くする色素のことで、紫外線に浴びるとつくられ、シミやそばかすの原因となります。

網膜症（もうまくしょう）

糖尿病の3大合併症の1つで、高血糖の状態が長く続くことにより、網膜の血管が障害され、目にさまざまな病変が生じてきます。重症化すると失明に至ることもあります。

夜食（やしょく）

夕食後、夜遅くなってから食べる簡単な食事のことですが、肥満の原因にもなるので、時間・量・質をよく考えて上手に食べることが大切です。

夜盲症（やもうしょう）

ビタミンAが不足すると発症しやすい病気の1つで、疲れ目や視力低下など目のトラブルを引き起こします。「トリ目」とも呼ばれます。

有機化合物（ゆうきかごうぶつ）

炭素を含む化合物で、「有機物」とも呼ばれます。

有酸素性運動（ゆうさんそせいうんどう）

エアロビクスのことです。主に脂肪を消費します。

誘導脂質 (ゆうどうししつ)

脂質のうち、単純脂質や複合脂質の加水分解によって生じるもの（脂肪酸、ステロイド、コレステロール、脂肪性ビタミンなど）です。

誘導たんぱく質 (ゆうどう－しつ)

単純たんぱく質や複合たんぱく質が、加熱や凍結、撹拌、希釈、乾燥などの物理的要因、または酸や酸素、アルコール、塩素などによる化学的要因で変化したものです。

油脂 (ゆし)

脂質の大部分を占め、常温で液体のものを「油」、常温で固体のものを「脂」といいます。

葉酸 (ようさん)

水溶性ビタミンの1つです。貧血を防ぐ、皮膚を健康にする、病気に対する抵抗力をつけるといった働きがあります。

ヨウ素 (－そ)

ミネラルの1つです。甲状腺ホルモンの成分となる、髪・爪・皮膚の健康を維持するといった働きがあります。

リジン

必須アミノ酸の1つで、肉類、卵、乳製品、魚介類などの動物性たんぱく質に多く含まれています。

リバウンド

体重が減少しても体重が元に戻ってしまう、あるいは、元よりも増えてしまうことをいいます。

リン

ミネラルの1つです。骨や歯を形成する、細胞膜を構成する、糖質の代謝を促進するといった働きがあります。

レチノール

動物性食品に多く含まれるビタミンAの一種です。

ロイシン

必須アミノ酸の1つで、たんぱく質の生成・分解を調整することによって、肝機能の円滑化や筋肉の強化、疲労改善、免疫力の向上などに効果を発揮します。

6番目の栄養素 (ろくばんめ―えいようそ)

食物繊維のことです。食物繊維は熱やエネルギー、カラダの構成成分にはならないため、以前は不要なものであると考えられていましたが、近年では重要視されるようになりました。

若返りビタミン (わかがえ―)

ビタミンＥのことで、酸化を防ぐ抗酸化作用と、生体膜の安定化作用があります。

食文化と食習慣に関する用語

和える (あ―)

材料や味を均一にし、ムラにならないようにすることが目的の調理法です。

青菜に塩 (あおな―しお)

青菜に塩をかけるとしおれることから、元気なく、しおれるさまをたとえたことわざです。

秋茄子は嫁に食わすな (あきなす―よめ―く―)

次の3つの解釈があることわざです（①の解釈が一般的です）。
①秋茄子はとてもおいしいので、嫁に食べさせるのはもったいない。
②秋茄子は種子がないので、嫁に食べさせると子どもに恵まれなくなる。
③秋茄子はカラダが冷えるので、嫁に食べさせるのはよくない。

秋の七草 (あき―ななくさ)

ハギ、オバナ（ススキ）、クズ、ナデシコ、オミナエシ、フジバカマ、キキョウの7種類をいいます。

秋彼岸 (あきひがん)

秋分の日（9月20日頃）を中日とした前後3日間（計7日間）をいいます。

あく

山菜や野草などに含まれる味わいが好ましくない成分で、山菜や野草などをゆでると表面に浮き出てくるものです。

悪衣悪食 (あくいあくしょく)

粗末な衣服・粗末な食事を恥ずかしいと思うような人とは語り合う価値がない（「悪」は「粗末」という意味）という言葉が由来で、簡素な暮らしのことを意味します。

揚げる (あ―)／揚げ物 (あ―もの)

調理の五法の1つです。高温の油の中で加熱する調理方法です。高温短時間で加熱するため、食品の持ち味や色、形などが保たれ、栄養素の損失が少ないというメリットがあります。

味の相互作用（あじ－そうごさよう）

数種の味が複合することにより、味は互いに作用し、変化を引き起こします。

あしらい

料理を引き立たせるための添え物のことで、「添え」ともいいます。季節感を出したり、いろどりを加えたりする役割があります。

アスパルテーム

人工甘味料の一種で、甘味は砂糖の約200倍もあります。

厚切り（あつぎ－）

食材や食品を厚く切ることや、その切ったもののことです。

穴あきお玉（あな－たま）

玉杓子（お玉）の中でも、穴から汁を出して具だけをすくうときに使う調理器具です。

甘味（あまみ）

味の種類（五味）の1つで、多くの人たちに好まれる快い味をいいます。

アメリカ料理（－りょうり）

代表的なものに、ハンバーガー、冷凍食品、ホットドックがあります。

洗う（あら－）

食品から汚れや有害物質を取り除く、外観をよくする、ぬめりを取ることなどが目的の調理法です。

粟（あわ）

雑穀の1つで、米のように炊飯して食べるほか、製菓にも使われます。

泡立て器（あわだ－き）

メレンゲ、マヨネーズソース、ホイップクリームなどを作るときに使う調理器具です。手動の泡立て器や電動のハンドミキサーがあります。

泡立てる（あわだ―）

空気を混ぜて攪拌することが目的の調理法です。

塩梅（あんばい）

食べ物の味加減では、塩の塩味と梅干しの酸味のバランスが難しいことから、物事の調子、具合や加減をいいます。

閾値（いきち）

味を感じさせる原因となるもの（呈味物質）を薄い濃度で水に溶かして味わっても水と区別できませんが、徐々に濃度を濃くすると、ある濃度以上で水と異なる味であることを感じるようになります。この感知できる最小濃度のことをいいます。

域内消費（いきないしょうひ）

その土地で生産されたものをその土地で消費するという意味で、同様の言葉に「地産地消」があります。

イギリス料理（―りょうり）

代表的なものに、フィッシュアンドチップス、サンドイッチ、ローストビーフがあります。

医食同源（いしょくどうげん）

病気を治療するための食事も日常生活の食事も、源となる考え方は同じであるという意味です。この言葉は、「薬食同源」をもとにした造語であるといわれています。

衣食礼節（いしょくれいせつ）

生活が豊かになれば、道徳心が高まって礼儀を知るようになるということを意味します。

イタリア料理（―りょうり）

代表的なものに、パスタ料理、ピザ、リゾット、ジェラートがあります。

一汁一菜（いちじゅういっさい）

1杯の汁と1種類のおかずということから、質素な食事（粗食）を意味します。

一汁三菜 (いちじゅうさんさい)

本膳料理の基本献立です。主食であるご飯に、汁物と３種の副食（焼き物・煮物・なます）が付きます。

イチョウ切り (－ぎ－)

大根やニンジンのような円筒形の野菜を輪切りにし、丸い切り口を縦十字の四つ割りにする切り方です。切った形がイチョウの葉に似ていることから名前がつきました。

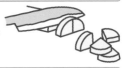

5つの基本味 (いつつ－きほんあじ)

食べ物の味を構成するもののうち、基本となる「甘味、酸味、塩味、苦味、うま味」の５つ（五味）をいいます。

インド料理 (－りょうり)

代表的なものに、タンドリーチキン、ナン、チャパティ、マサラティーがあります。

魚心あれば水心 (うおごころ－みずごころ)

魚に水を親しむ心があれば、水もその気持ちをくみとるだろうということから、相手が自分に好意を示せば、自分も好意をもって応対するという意味のことわざです。

雨後の筍 (うご－たけのこ)

次の２つの意味があることわざです。
雨がやんだ後に筍が続々と生えることから、
①似たような物事が次々と現れること
②数が少ないうちは値打ちがあったが、たくさん出てきて価値が下がること

薄切り (うすぎ－)

食材や食品を薄く切ることや、その切ったもののことです。

移り箸 (うつ－ばし)

嫌い箸の１つです。料理を取りかけてから、ほかの料理を取ることをいいます。

器 (うつわ)

料理などのモノを入れる容器のことで、日本にはさまざまな器（食器）があります。

独活の大木 (うど―たいぼく)

独活は 2 m ほどに成長しますが、成長しすぎると食用にはならず、木材にも使えないことから、カラダばかり大きくて役に立たない人をたとえたことわざです。

産飯 (うぶめし)

出産後すぐ炊いて産土神に供える飯のことです。生児の頭が丸くかつ堅くなるようにと丸い石をのせたり、女児ならばえくぼができるようにとくぼみをつけたりするところもあります。

うま味 (―み)

味の種類（五味）の 1 つで、出汁やスープのうま味成分（主にアミノ酸）によるものをいいます。

盂蘭盆 (うらぼん)

先祖の霊を家に迎え、供養する行事です。一般には 7 月 13 日から 15 日までの期間に行われますが、地方により 8 月 13 日から 15 日に行うところもあります。

うわぐすり

ガラス質の溶液で、素地の表面に付けます。

エスニック料理 (―りょうり)

エスニックは「民族調の」という意味ですが、現在では、東南アジア、中近東などの料理を「エスニック料理」と呼んでいます。

海老で鯛を釣る (えび―たい―つ―)

小さな海老で大きな鯛を釣ることから、わずかな労力や品物で多くの利益を得ることをたとえたことわざです。

恵方巻き (えほうま―)

恵方を向いて食べる太巻き寿司です。心の内で願いごとをしながら食べると願いがかなうといわれています。「恵方」とは、その年のもっともよいとされる方角のことです。

塩味（えんみ）

味の種類（五味）の1つで、食物のおいしさを決定する重要な味といえます。

おいしさの要因（－よういん）

食べ物をおいしいと感じるときには多くの要因がかかわっていますが、大きく「食物の特性要因」「人の特性要因」「環境要因」の3つの要因があります。

オープナー

びんの栓を抜いたり、缶詰めの蓋を開けたりするときに使う調理器具です。

沖のハマチ（おき－）

ハマチは回遊魚でいつ釣れるかわからないことから、手にするまで当てにならないことをたとえたことわざです。

お七夜（－しちや）

生後7日目のお祝いのことで、この日に命名する習慣があります。

帯祝（おびいわい）

妊娠5カ月目の戌の日に、妊婦が腹帯を巻く儀式です。胎児を守り、妊婦の動きを助け、無事出産できるよう祈願します。

卸し器（おろ－き）

野菜をすり卸すときに使う調理器具です。受け皿と卸し器が一体化しているセラミック製などがあります。

カーボンフットプリント

原料の調達から製造・輸送・消費後の廃棄に至るまでの過程で、電力や燃料の消費などを通して、その商品が出す温室効果ガスの量を積み上げ、二酸化炭素（CO_2）に換算した総量を食品に表示するというもので、社会全体の「低炭素化」を図るうえで環境負荷が目で確認できるしくみです。

解衣推食（かいいすいしょく）

自分の着物を着せてあげたり、自分の食べ物を食べさせてあげたりするように、人に厚い恩恵を施すことを意味します。

懐紙 (かいし／ふところがみ)

茶懐石において茶器などのふちをぬぐったり、小皿代わりに使用することもある紙です。

会席料理 (かいせきりょうり)

日本料理の種類の1つで、結婚披露宴などで出される宴席の料理です。酒席を盛り上げるための料理であることから、厳格な作法はありません。

懐石料理 (かいせきりょうり)

日本料理の種類の1つで、茶会や茶事の席で出される空腹を一時的にしのぐ程度の簡素な料理です。「茶懐石」とも呼ばれます。

回遊魚 (かいゆうぎょ)

成長段階や環境の変化に応じて、住む場所を移動する魚のことです。

化学的特性 (かがくてきとくせい)

おいしさの要因の1つである食物の特性要因に関係し、味や香りがあげられます。

かき箸 (―ばし)

嫌い箸の1つです。茶碗の縁に口を付け、箸で口中にかき込むことをいいます。

賀寿 (がじゅ)

長寿の祝いのことで、ある一定の年齢（数え年）に達したときに行います。

頭左 (かしらひだり)

日本料理の魚の盛り付け方で、腹を手前にして頭が左側になるようにします。

火中の栗を拾う (かちゅう―くり―ひろ―)

猿におだてられた猫が、火の中の栗を拾い、大やけどをしたという寓話から、他人の利益のために危険を冒してひどい目にあうことをたとえたことわざです。

かつらむき

大根やニンジンのような円筒形の野菜の皮を、回しながら薄く長い形状にむいていく切り方です。

加熱調理 (かねつちょうり)

加熱によって食品の風味を増し、消化・吸収を促進させるほか、病原菌や腐敗菌を殺菌したり、調味料や香りを浸透・吸着させたりする効果があります。

加熱調理のメリット (かねつちょうり―)

加熱調理のメリットには、「消化吸収を高める、食べやすくする、安全性を高める、食材の色や形を保つ、調味料や香りを浸透・吸着する」などがあります。

鴨が葱をしょってくる (かも―ねぎ―)

鴨肉と葱は冬が旬であり、2つがそろうとおいしい料理ができることから、条件がそろい、願ってもない、おあつらえ向きの状態をたとえたことわざです。

ガラス食器 (―しょっき)

日本料理に用いる器の1つです。安土桃山時代にポルトガルやオランダから技術が伝わったといわれています。

辛味 (からみ)

味の種類（五味以外）の1つで、食品に風味やアクセントをつける味をいいます。

環境要因 (かんきょうよういん)

環境によるおいしさの要因としては、社会環境、自然環境、人工的環境があげられます。

缶切り (かんき―)

缶詰の蓋を切断しながら開封するために用いられる道具です。

韓国料理 (かんこくりょうり)

代表的なものに、キムチ、プルコギ、ビビンバ、サムゲタンがあります。

間接焼き (かんせつや―)

鉄板やフライパン、オーブンを使い、伝導・放射・対流熱を利用して加熱する方法です。

灌仏会 (かんぶつえ)

お釈迦様の誕生を祝う日のことです。「花祭り」としてお祝いする寺院もあります。

還暦（かんれき）

賀寿（長寿）の祝いの1つです。数え年で61歳に達したときに行います。

喜寿（きじゅ）

賀寿（長寿）の祝いの1つです。数え年で77歳に達したときに行います。

きぬかつぎ

里芋の小芋です。

揮発酸（きはつさん）

青菜に含まれているギ酸、酢酸、シュウ酸などの有機酸をいいます。揮発酸を空中へ逃がすことで、青菜の色をきれいに仕上げることができます。

黍（きび）

雑穀の1つで、黍の粉を原料とした「黍団子」が有名です。

牛飲馬食（ぎゅういんばしょく）

牛や馬のように、大いに飲んだり食べたりすることを意味します。

嗅覚（きゅうかく）

においを感じる感覚のことで、食べ物の風味は、味覚だけでなく、においの成分も重要な役割をもっています。

臼歯（きゅうし）

臼のような形で、主に米や芋や豆などの穀物をすりつぶすための歯です。

饗応の膳（きょうおう―ぜん）

室町時代の武家で行われていた、武士の労をねぎらったり、もてなしたりする料理のことです。

饗応料理（きょうおうりょうり）

酒や食事などを出して、最高のおもてなしをする料理のことで、結婚披露宴などにおいて出される宴席の料理をいいます。

行事食 (ぎょうじしょく)

季節の行事や祝いなどのハレの日に出される食べ物・飲み物です。

郷土料理 (きょうどりょうり)

その土地ならではの料理のことで、明確な地域特性があり、気候・風土・産物・文化などによって培われてきた料理のことです。

嫌い箸 (きら―ばし)

マナーに反した箸使いのことです。

切る (き―)

食材から不可食部分を取り除く、食べやすい形にする、加熱しやすい形にする、味が付きやすい形にする、見た目を美しくすることなどが目的の調理法です。

銀婚式 (ぎんこんしき)／金婚式 (きんこんしき)

結婚に関する祝いごととして、結婚25周年を「銀婚式」、そして、結婚50周年を「金婚式」といいます。

食い初め (く―ぞ―)

生後100日目または120日目の子どもに料理を作って食べさせるまねごとをするお祝いのことです。

腐っても鯛 (くさ―たい)

鯛のように上等なものは腐っても値打ちを失わないことから、落ちぶれても品格や値打ちを失わないことをたとえたことわざです。

くし形切り (―がたぎ―)

トマトやスイカのような球形の野菜を中心に向かって放射状に
四～八つ割りにする切り方です。

クロロフィル

植物の葉の中の緑色をした色素で、「葉緑素」とも呼ばれます。植物が光合成するときに、中心的役割を果たしています。

鯨飲馬食 (げいいんばしょく)

酒を飲む勢いは鯨が海水を吸い込むようであり、物を食べる様子は馬が草を食べるようであるということから、飲んだり食べたりする量や勢いがすさまじいことを意味します。

ケ (の日) (—(—ひ))

日常的な普通の生活や状況や、死を悼むなど悲しみの日などをいいます。

犬歯 (けんし)

とがっていて肉や魚を食いちぎり、引き裂くのに適した歯で、肉食動物の歯と同じです。

濃茶 (こいちゃ)

茶道での抹茶のたて方の1つで、湯の量に対する抹茶の量を多くして、練るようにしてたてたものです。また、茶の古木に日除けをした若芽からつくった抹茶が用いられることもあります。色も風味も薄茶（お薄）より濃厚です。

糊化 (こか)

加熱などによって、デンプンが水分を吸って糊状になることです。

五感 (ごかん)

「視覚、聴覚、味覚、嗅覚、触覚」の5つのことです。おいしさの要因の1つである食物の特性要因に関係します。

古希 (こき)

賀寿（長寿）の祝いの1つです。数え年で70歳に達したときに行います。

小口切り (こぐちぎ—)

キュウリやネギのような細長い野菜を端から薄い輪切りにする切り方です。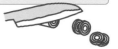

こし器 (—き)

食品をこしたり、濾過したりするときに使う調理器具です。「ストレーナー」ともいいます。茶こし、味噌こし、油こし器などがあります。

五色（ごしき）

「和食の五」と呼ばれる１つで、「白、黒、黄、赤、青（緑）」の５つのことです。盆や椀、添えられる葉や花などの演出も五色に通じるものです。

五節句（ごせっく）

季節の変わり目となる日を節句と呼び、そのうち、公的な行事・祝日として定められた５つの日をいいます。

古代米（こだいまい）

日本で古くから栽培されてきた稲の総称で、主なものに、赤米・黒米（紫黒米）・緑米があります。生命力が強く、やせ地でも栽培でき、農薬や肥料は不要ですが、収穫量は少なめです。

5W1H（ごだぶりゅーいちえいち）

「誰が（Who）、何を（What）、どこで（Where）、いつ（When）、なぜ（Why）、どのように（How）」の６つの頭文字です。食事は5W1Hが互いに作用し合い、おいしさをつくり出します。

ことわざ

日常生活の中には、先人の知恵や経験から生まれてきた食べ物にまつわる言葉やことわざなどのほかに、食にまつわる四字熟語があります。

こねる

材料や味を均一にし、ムラにならないようにすることが目的の調理法です。

五法（ごほう）

「和食の五」と呼ばれる１つで、生物調理である「切る」と、加熱調理である「焼く、煮る、蒸す、揚げる」の５つのことです。

五味（ごみ）

「甘味、酸味、塩味、苦味、うま味」の５つをいいます。食べ物の味を構成する５つの基本味です。

込み箸 (こ-ばし)

嫌い箸の1つです。口に入れたものを箸でさらに押し込むことをいいます。

コミュニケーション

お互いに意思・感情・思考を伝達し合うことで、「伝える」ための「共有」による交流です。

米 (こめ)

稲の種子からもみ殻を取り去ったものです。もみ殻を取り除いただけのものを「玄米」といい、さらに薄い表皮を取って精白したものを「白米」または「精米」といいます。

衣箸 (ころもばし)

天ぷらの衣を作るときに使う木製の太い箸のことをいいます。

献立 (こんだて)

1回の食事に出す料理の種類や量をいいます。献立の組み合わせは大きく分けて主食（ご飯）と副食（おかず）に分けられますが、副食はさらに主菜と副菜に分けられます。

さいの目切り (-めぎ-)

大根やジャガイモなどの野菜をさいころのような立方体にしていく切り方です。

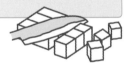

逆さ箸 (さか-ばし)

大皿料理を取り分けるとき、自分の箸をひっくり返して使うことです。これは、手に触れる部分で料理を取ること自体が非衛生的であるとともに、料理を取った後の箸の使用にも問題があります。

探り箸 (さぐ-ばし)

嫌い箸の1つです。汁椀などをかき混ぜて中身を探ることをいいます。

ささがき

ゴボウやニンジンのような細長い野菜を、鉛筆を尖らせるように細く薄く削る切り方です。

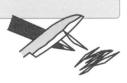

さしすせそ

「さ（砂糖）・し（塩）・す（酢）・せ（醤油）・そ（味噌）」の順番で味付けすることで、おいしくなるといわれ、特に煮物を作るときに役立つ調味料を入れる順番です。

刺し箸（さーばし）

嫌い箸の1つです。食べ物に箸を突き刺すことをいいます。

雑穀（ざっこく）

米・麦以外の穀物。粟・稗・黍・蕎麦などのことです。

雑食動物（ざっしょくどうぶつ）

動物性の食物と植物性の食物のどちらも摂取する動物のことをいいます。

ざる

洗ったものを水切りしたり、ゆで野菜や麺類を湯切りしたり、粉をふるったり、スープをこしたりするときに使う調理器具です。

傘寿（さんじゅ）

賀寿（長寿）の祝いの1つです。数え年で80歳に達したときに行います。

三汁七菜（さんじゅうしちさい）

主食のご飯に本汁、なます、坪、香の物、二の汁、平、猪口、三の汁、刺身、椀、焼き物、台引きという献立です。

山椒は小粒でもぴりりと辛い（さんしょうーこつぶーからー）

山椒は1粒でも十分に辛いことから、カラダは小さくても気性や才覚に優れていて、あなどれないことをたとえたことわざです。

山水の法則（さんすいーほうそく）

日本料理の器の盛り付け方で、向こうを高くして手前が低くなるようにします。

三の膳（さんーぜん）

日本料理の正式な膳立てで、左側に置かれる膳です。三の汁、椀、刺身を供します。

三枚卸し（さんまいおろ―）

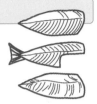

「二枚卸し」にした後、骨がついているほうの身から中骨にそっ
て包丁を入れ、ここから背骨・中骨を外した状態にすることです。

酸味（さんみ）

味の種類（五味）の１つで、清涼感のあるさわやかな味をいいます。

視覚（しかく）

視力（形を見分ける）、視野（視界を広く見る）、光覚（光を感じる）、色覚（色を見分
ける）などを含む、いろいろな目の働きをまとめた言葉です。

直箸（じかばし）

嫌い箸の１つです。大皿の料理を自分が使っている箸で取ることをいいます。

直火焼き（じかびや―）

串や網を使って、放射熱で直接加熱する方法です。

磁器（じき）

日本料理に用いる器の１つです。吸水性がほとんどなく、たたくと金属音がします。高
温で焼くため、薄手で強度があります。

敷き紙（し―がみ）

天ぷらを盛り付けるときに下に敷く紙のことで、「天紙」ともいいます。

嗜好（しこう）

ある食べ物を特に好んで、それに親しむことで、単に「好み」ともいいます。

自然環境（しぜんかんきょう）

おいしさの要因の１つである環境要因に関係し、気候、地理的環境があげられます。

舌（した）

味覚が脳に伝えられる器官です。舌の先端部分で甘味、側面部分で酸味、側面から先端

にかけての部分で塩味、奥の部分で苦味を強く感じられます。

七五三（しちごさん）

男の子は3歳と5歳、女の子は3歳と7歳に当たる年の11月15日に行われる、子どもの成長を祝う行事です。晴れ着を着せ、神社などに参詣します。

七夕の節句（しちせき－せっく／たなばた－せっく）

五節句の1つです。7月7日で、「笹の節句」、「七夕祭り」とも呼ばれます。

漆器（しっき）

日本料理に用いる器の1つです。木製のため軽く保温性があります。表面に塗りが施されているためつやがあります。伝統工芸品としても知られています。

卓袱料理（しっぽくりょうり）

西洋料理や中国料理が日本化した宴会料理の種類の1つです。現在では、長崎の郷土料理として知られています。

渋味（しぶみ）

味の種類（五味以外）の1つで、味覚と粘膜収れん感の複合感覚によるものをいいます。

社会環境（しゃかいかんきょう）

おいしさの要因の1つである環境要因に関係し、経済状態、宗教、食文化、食習慣、食情報があげられます。

杓子（しゃくし）

汁をすくうときに使う調理器具です。玉杓子（お玉）、レードル、穴あきお玉などがあります。

十三参り（じゅうさんまいり）

生まれた年の干支が初めて巡ってくる年（数え年の13歳）に菩薩に参詣し、知恵と福寿を祈願します。

縮衣節食（しゅくいせっしょく）

衣食を節約して倹約することを意味します。

主菜（しゅさい）

メインになるおかずのことで、肉、魚、卵、大豆製品などの食品を使用します。栄養素としては、たんぱく質、脂質を多く含むもので、筋肉や血液などを構成するのに必要な食材を選びましょう。

主食（しゅしょく）

日常の食事で、主となる食べ物のことで、「米飯、パン」のほか、うどん、パスタ、中華めんなどがあります。

酒池肉林（しゅちにくりん）

池に酒を満たし、肉を林のごとく並べた豪華な宴ということから、これ以上ないぜいたくな食事を意味します。

出世魚（しゅっせうお）

成長段階に応じて呼び名が変化する魚のことです。「ハマチ」「イナダ」などの呼び名があるブリなどが例にあげられます。

旬（しゅん）

野菜類・果実類・魚介類が出回る最盛期のことです。旬の野菜や果実は味がよいだけでなく、栄養価も豊富です。

順応効果（じゅんのうこうか）

味の相互作用の1つです。ある一定以上の強さの味を長時間味わっていると、閾値（味を感知できる最小濃度）が上昇し、その味への感度が鈍る現象です。

旬の盛り（しゅん－さか－）

野菜類・果実類・魚介類が大量に出回り、値段が下がり、栄養価が高くおいしく食べられる時期です。

旬の名残（しゅん－なごり）

野菜類・果実類・魚介類が最盛期を過ぎた時期です。「旬外れ」ともいいます。

旬の走り（しゅん－はし－）

野菜類・果実類・魚介類が出回り始める時期です。旬の走りのものは、「初物」とも呼

ばれます。

旬外れ（しゅんはず―）

「旬の名残」のことです。季節の移り変わりを感じさせる時季です。

上巳の節句（じょうし―せっく）

五節句の1つです。3月3日で、「桃の節句」または「ひな祭り」とも呼ばれます。

精進落とし（しょうじんお―）

葬儀が終了した後、僧侶や親族に設ける会食の席のことですが、遺族の意向によっては、会食の席を設けず、折り詰め料理を配る場合もあります。

上新粉（じょうしんこ）

精白したうるち米をひいて作った上質の粉のことで、料理や和菓子の材料に使います。

精進料理（しょうじんりょうり）

日本料理の種類の1つで、仏事の際などで出される仏教思想が基本となる料理です。肉、魚介類などの動物性の食材を一切使わず、穀類、野菜、海藻などの植物性の食材を用いて作られます。

食材の切り方（しょくざい―き―かた）

包丁を使い、食材をさまざまな形に切ることで、料理をよりいっそう引き立てます。包丁の部位や使い方、また調理の目的に合った食材の切り方があります。

食事のマナー（しょくじ―）

複数の人が一緒に食事を楽しむために、場面に合わせた周りの人を不愉快にさせない思いやりのある振る舞いのことです。

食前方丈（しょくぜんほうじょう）

食事をするときに、席前に1丈四方（約3ｍ四方）いっぱいに食べ物・飲み物を並べるということから、ぜいたくな食事を意味します。

食文化（しょくぶんか）

食にまつわる文化を総称する概念のことで、食材、調理法といった食品にかかわるものから、食器やマナー、外食産業などに至るまで多くの内容が含まれています。

触覚（しょっかく）

モノに触れたときに起こる感覚のことです。食生活では、「のど越し、舌触り、歯ごたえ」などのことをいいます。

食器（しょっき）

食事に用いられる道具や器具のことで、碗や椀、皿、鉢などや箸、フォーク、ナイフ、スプーン、グラス（コップ）類など数多くあります。

シルバーウエア

ナイフやフォークなど銀製品のことです。

人工甘味料（じんこうかんみりょう）

「合成甘味料」ともいい、化学的に合成した甘味をもつ化合物のことです。

人工的環境（じんこうてきかんきょう）

おいしさの要因の1つである環境要因に関係し、部屋、照明、食卓構成などがあげられます。

人日の節句（じんじつ—せっく）

五節句の1つです。1月7日で、「七草の節句」とも呼ばれます。

身土不二（しんどふじ）

自分のカラダと土地からの恵みは同じものであるということで、カラダにとっては地元の作物を食べることがよいという意味です。

心理的特性（しんりてきとくせい）

おいしさの要因の1つである人の特性要因に関係し、感情（喜怒哀楽）、不安、緊張状態があげられます。

ストレーナー

食品をこしたり、濾過したりするときに使う調理器具です。「こし器」ともいいます。

酢の物（す—もの）

新鮮な魚介類、野菜類、海藻類などを合わせて酢を用いて調味したもので、「なます」

とも呼ばれます。

西洋料理 (せいようりょうり)

欧米各国の料理のことです。肉食文化のため、食材は牛、豚、鶏などの肉類や乳製品が中心です。香りを楽しむ料理ともいわれます。

生理的特性 (せいりてきとくせい)

おいしさの要因の1つである人の特性要因に関係し、年齢、健康状態、空腹度、口腔状態があげられます。

席次 (せきじ)

一般に、入り口から一番遠い席が上座で主客から順に座り、入り口に近い席が下座で接待者となります。

せせり箸 (ーばし)

嫌い箸の1つです。歯に詰まったものを取るために、箸をつまようじの代わりに使うことをいいます。

節供 (せちく／せく)

節句に作られる季節の食材を使った料理のことです。

節句 (せっく)

季節の変わり目となる日のことで、日本には季節の食材を使った料理（節供^{せちく・せく}）を作って祝う文化があります。

背開き (せびらー)

魚を背のほうから切り開き、腹の皮をつけたまま、両側に開くことです。

千切り (せんぎー)

キャベツやニンジンなどの野菜を細い線状にする切り方です。

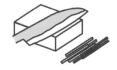

前菜 (ぜんさい)

最初に出す軽い料理のことです。酒の肴であるお通しや突き出しのことを指します。

膳立て (ぜんだー)

膳に並べられる料理の種類や順序のことです。

粗衣粗食 (そいそしょく)

粗末な食事と粗末な衣服という簡素な暮らしのことを意味します。

相乗効果 (そうじょうこうか)

味の相互作用の1つです。同質の味をもつ2種類を混ぜ合わせたとき、それぞれ単独の味よりもうま味を強く引き出す現象です。

草食動物 (そうしょくどうぶつ)

植物性の食物のみを摂取する動物のことで、このような食性を「草食性」といいます。

そぎ切り (ーぎー)

厚みのある食材をそぐように切る切り方のことで、切り口の表面積が大きいため、短時間で均等に火が入ります。

促成栽培 (そくせいさいばい)

温室などを利用し、栽培期間を短くして農産物を収穫する栽培法のことです。

卒寿 (そつじゅ)

賀寿（長寿）の祝いの1つです。数え年で90歳に達したときに行います。

蕎麦 (そば)

雑穀の1つであるソバの実を原料とする蕎麦粉を用いて加工した日本の麺類です。

空箸 (そらばし)

嫌い箸の1つです。いったん箸をつけて取ろうとしたものを、器に残して箸を引くことをいいます。

台引 (だいびき)

土産用の膳で、「引き物膳」ともいい、箸をつけないで、折り詰めにして持ち帰ります。現代の結婚披露宴の引出物は、この形を変えたものです。

対比効果 (たいひこうか)

味の相互作用の1つです。味の異なる2種類を同時に、または、継続して与えたとき、一方の味が強められる現象です。

タイ料理 (ーりょうり)

代表的なものに、トムヤンクン、バミー、グリーンカレーがあります。

炊く (たー)

加熱しながら吸水させ続けたり、煮汁がなくなるまで加熱したりする調理方法です。米や野菜などの組織をやわらかくする目的があります。

竹細工 (たけざいく)

日本料理に用いる器の1つです。清涼感を表現するもので、伝統工芸品としても数多く作られています。

たたき箸 (ーばし)

嫌い箸の1つです。箸で食器をたたくことをいいます。

棚から牡丹餅 (たなーぼたもち)

棚の下で口を開けて寝ていたら、棚にあった牡丹もちが何かの拍子で落ちてきて口の中に入ったことから、思いがけない好運が転がりこむことをたとえたことわざです。略して「棚ぼた」ともいいます。

W. W. (だぶりゅーだぶりゅー)

「誰と (with Whom=W.W.)」のことで、同じ料理でも、家族や親しい人、恋人などと食べると、いっそうおいしく感じられます。

玉杓子 (たまじゃくし) ／お玉 (ーたま)

杓子の中でも、みそ汁やカレー、スープなど汁も一緒にすくうときに使う調理器具です。

鱈腹食う（たらふくー）

鱈はたくさんの魚介をエサとして食べるということから、おなかいっぱいになるまで食べることをたとえたことわざです。

端午の節句（たんごーせっく）

五節句の1つです。5月5日のこどもの日で、「菖蒲（あやめ）の節句」とも呼ばれます。

短冊切り（たんざくぎー）

大根やニンジンのような円筒形の野菜を薄く細長い長方形にする切り方です。切った形が短冊に似ていることから名前がつきました。

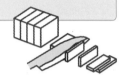

箪食瓢飲（たんしひょういん）

竹で編んだ器1杯だけのご飯と、ヒョウタンで作った器1杯だけの飲み物という質素な食事を意味します。

団欒（だんらん）

食事の時間を共有し、会話によってお互いの気持ちを通い合わせることです。

地域自給（ちいきじきゅう）

地域ですべての食料をまかなっていこうという意味です。

地産地消（ちさんちしょう）

その土地で生産されたものを、その土地で消費することです。同様の意味で「域内消費」という言葉があります。

茶懐石（ちゃかいせき）

日本料理の種類の1つで、懐石料理のことです。

着席パーティー（ちゃくせきー）

主役を引き立てやすい、食事と会話をゆっくり楽しめるといったメリットがあります。一方、立食パーティーに比べ、コストがかかる、招待できる人数が固定されるといったデメリットがあります。

中華包丁（ちゅうかぼうちょう）

包丁の種類の１つで、刃の幅が広く長方形をしていて重いものをいいます。

中国５大料理（ちゅうごくごだいりょうり）

中国料理を４つに分類した中国４大料理（北方系の北京料理、南方系の広東料理、西方系の四川料理、東方系の上海料理）に南方系の湖南料理を加えた場合の総称です。

中国４大料理（ちゅうごくよんだいりょうり）

中国料理を北京料理、上海料理、四川料理、広東料理の４つに分類したものです。「湖南料理」を加えると、「中国５大料理」となります。

中国料理（ちゅうごくりょうり）

古い歴史と広い国土をもつことから、料理の種類も使われる食材も豊富です。油脂を多く用いて、調味中心に味付けをした料理です。代表的なものに、マーボー豆腐、北京ダック、上海蟹、天津飯があります。

聴覚（ちょうかく）

音を感じる感覚のことで、音を介してさまざまな出来事を認知することができます。

重陽の節句（ちょうよう－せっく）

五節句の１つです。９月９日で、「菊の節句」とも呼ばれます。

調理（ちょうり）

「ととのえおさめる」ことで、食材に手を加えて、安全においしく食べられるようにすることです。調理の目的として、食材や調味料を組み合わせることにより味をよくすること、栄養バランスを整えること、衛生的なものにすることがあります。

調理器具（ちょうりきぐ）

洗う、切る、混ぜるなど調理の前処理に使われるものと、調理の主要な操作である加熱調理に使われるものに分類されます。

猪口（ちょく）

二の膳で出す酢の物や和え物などのことで、イノシシの口に似た形の小さな器に盛り付けます。猪口は、付け醤油の器にもなります。なお、飲酒用に使われる猪口は、「ちょ

こ」と呼ばれます。

通過儀礼 (つうかぎれい)

誕生、成人、結婚、死など、人が一生のうちに経験する重要な節目に行われる会や式典をいいます。

月とスッポン (つき—)

月もスッポンの甲羅もどちらも丸く形は似ていても、まったく異なるものであることから、2つの違いが比較にならないほど大きいことをたとえたことわざです。

造り (つく—)

刺身のことです。刺身という言葉は、「身を刺す」ということから忌み嫌われ、「造り（お造り）」という言葉が使われます。

坪 (つぼ)

本膳で出す煮物のことで、蓋つきの深い器に盛り付けます。

つま

刺身を皿に盛り付ける際に添える、大根や青ジソ、キュウリなどのことをいいます。

通夜振る舞い (つやぶ—ま—)

通夜が終わった後、弔問客を別室に案内して酒食を振る舞うことを「通夜振る舞い」または「通夜ぶるまい」といいます。この席には、故人を偲びながら故人と最後の食事をともにするという意味があります。

通夜料理 (つやりょうり)

不祝儀の席に出される料理は、元来は精進料理でした。しかし、現代では、寿司やサンドイッチなども出されています。

TPO (てぃーぴーおー)

「Time（時）、Place（場所）、Occasion（場合）」の3つの頭文字です。

呈味物質 (ていみぶっしつ)

味を感じさせる原因となる物質で、水や唾液に溶けることで味を感じることができます。

テクスチャー

食べ物や飲み物について感じる口の中の感覚をいいます。

手塩にかける（てしお―）

昔は食膳に塩を備え、自分の好みの味にしたことから、自分で直接気を配って世話をすることをたとえたことわざです。

天紙（てんし）

「敷き紙」ともいう、天ぷらを盛り付ける際に下に敷く紙のことです。

電子レンジ（でんし―）

マイクロ波を利用して加熱します。食品の再加熱や冷凍食品の解凍、その他の加熱などに使う調理器具です。

ドイツ料理（―りょうり）

代表的なものに、ザワークラウト、ソーセージ、ジャーマンポテトがあります。

陶器（とうき）

日本料理に用いる器の1つです。吸水性のある土に、うわぐすりを塗って焼き上げます。焼く温度が低いため、磁器に比べると強度がやや落ちます。

冬至（とうじ）

二十四節気の1つです。北半球では一年中で昼が一番短く、夜が一番長くなります。この日にはゆず湯に入ったり、地方によってはカボチャを食べたりする風習があります。

豆腐にかすがい（とうふ―）

豆腐にかすがい（材木をつなぎとめる大釘）を打っても意味がないことから、意見をしても手ごたえがなく、効果がないことをたとえたことわざです。「糠に釘」「暖簾に腕押し」も同じ意味です。

時知らず（ときし―）

一年中どの季節でも食べることができる旬を感じさせない野菜類、果実類、魚介類のことです。「無季」ともいいます。

特性要因 (とくせいよういん)

食べ物の特性と人の特性が関係したおいしさの要因のことで、食べ物の要素は五味と香り、人の要素は生理的・心理的要因などが影響しています。

土産土法 (どさんどほう)

その土地で生産されたものを、その土地特有の方法で調理・保存したり、食べたりすることです。

屠蘇 (とそ)

1年の邪気を払い、延命を願って飲む薬酒のことです。

とどのつまり

ボラは成長とともに「ハク、オボコ、スバシリ、イナ、ボラ」と名前が変わる出世魚で、最後は「トド」と呼ばれるということから、最終的に行き着いたところ、思わしくない結果に終わったということをたとえたことわざです。

取り箸 (と－ばし)

大皿料理を取り分けるときに使う箸のことです。

七草がゆ (ななくさ－)

1月7日「人日の節句」で食べる行事食で、これから始まる1年を平和で暮らせることを願い、邪気を払う意味で「春の七草」を食べます。

斜め切り (なな－ぎ－)

ネギやゴボウのような細長い野菜を端から斜めにする切り方です。

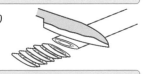

鍋 (なべ)

煮るとき、蒸すとき、炒めるとき、揚げるときに使う調理器具です。

なます

魚や貝、野菜などを刻んで生のまま酢で和えた料理です。漢字では、「鱠」「膾」「生酢」と書きます。

生物調理 (なまものちょうり)

調理の五法の１つです。魚介類、野菜・果実類、肉類などの食材を加熱しない調理です。

涙箸 (なみだばし)

嫌い箸の１つです。箸先から汁をたらすことをいいます。

煮上げ (にあ―)

落とし蓋をして、煮汁が少量になるまで甘辛く煮る方法です。

新嘗祭 (にいなめさい)

稲の収穫を祝い、翌年の豊穣を祈願する祭儀で新穀を得たことを神様に感謝します。

苦味 (にがみ)

味の種類（五味）の１つで、味覚と粘膜収れん感の複合感覚によるものをいいます。

煮切り (にき―)

酒やみりんを煮立たせてアルコール分を蒸発させる方法、または煮汁がなくなるまで煮詰める方法です。

にぎり箸 (―ばし)

嫌い箸の１つです。箸を手で握って持つことをいいます。

煮くずれ (に―)

魚や野菜などを煮ているうちに、形がくずれてしまうことです。

煮こごり (に―)

ゼラチン質の多い魚の煮汁を冷やしてゼリー状に固める方法です。または、魚肉などをやわらかく煮てゼラチンで固めたものです。

煮転がし (にころ―)

鍋の中で焦げ付かないように、材料を転がしながら煮汁をからめて煮詰める方法です。

煮しめ (に―)

野菜や乾物を崩さないように、煮汁が少しだけ残り、味と色が染み込むまで時間をかけ

て煮る方法です。

煮付け（につ―）

「煮しめ」より短時間で煮る方法です。

煮ても焼いても食えぬ（に―や―く―）

食用でないものは、どのような調理をしても食べられないことから、抜け目がなく悪賢い相手でこちらの言うことを聞いてくれそうにないことや、どうしようもないことをたとえたことわざです。

二の膳（に―ぜん）

日本料理の正式な膳立てで、お客さまの右側に置かれる膳のことです。二の汁、平、猪口を供します。

煮含める（にふく―）

多めの煮汁といっしょに弱火でじっくり煮ながら、材料の中まで味を染み込ませる方法です。火を止めてからも煮汁に漬けたまま冷ますと、さらに味が染み込みます。

日本食ブーム（にほんしょく―）

米国（アメリカ）では、国民病とまでいわれて増加する心臓病とがんの原因は「動物性脂肪の多い肉中心と野菜不足の食事にある」と指摘した報告書が1977年に提出されました。これらの慢性的な心臓病を予防することができる理想的な食事は「1970年頃の日本人の食事である」と指摘したマクガバンレポートにより、米国では食生活を改めるため、理想的な健康食生活としての日本食ブームが起きました。

日本料理（にほんりょうり）

食材の個性を引き出し、盛り付け方や外観など見た目を重視します。旬の食材や季節に合った器を使うため季節感があり、目で楽しむ料理ともいわれています。

二枚卸し（にまいおろ―）

魚を半身に背骨がついたままの状態のものと、もう一方の半身の2枚の状態にすることです。

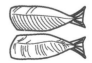

煮る（に―）／煮物（にもの）

調理の五法の1つです。煮汁で加熱します。「ゆでる」のと同じ目的があるほか、味を付ける目的があります。煮物には、「煮上げ」「煮切り」「煮こごり」「煮転がし」「煮しめ」「煮付け」「煮含める」があります。

濡れ手で粟（ぬ―て―あわ）

濡れた手を粟の中に入れると粟粒がたくさんついてくることから、苦労せずに多くの利益を得ることをたとえたことわざです。

猫に鰹節（ねこ―かつおぶし）

猫に好物の鰹節の番をさせるように、わざわざ過ちを犯してしまいやすい状況をつくってしまい、安心できないことをたとえたことわざです。

ねぶり箸（―ばし）

嫌い箸の1つです。箸をなめることをいいます。

年中行事（ねんちゅうぎょうじ）

毎年決まった日に行われる儀式や催しのことです。五節句のほかにもさまざまなものがあり、地域によっても異なる場合があります。

パーティー

立食パーティーと着席パーティーに分けられます。

白寿（はくじゅ）

賀寿（長寿）の祝いの1つです。数え年で99歳に達したときに行います。

はじかみ

芽ショウガの酢漬けのことで、焼き魚などに添えられます。

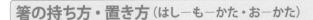

箸の持ち方・置き方 (はし－も－かた・お－かた)

右利きの場合は次のとおりです。左利きの場合
は右手と左手が反対となります。
● 持ち方……右手で箸の中央を持って取り上
　　　　　　げ、左手で受ける。右手を下に回
　　　　　　して持ち替えて使う。
● 置き方……左手で受け、右手を上に回して持
　　　　　　ち替える。右手で箸の中央を持っ
　　　　　　て置く。

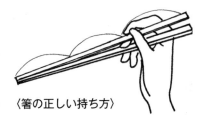

〈箸の正しい持ち方〉

発芽玄米 (はつがげんまい)

玄米を一定温度の水につけ、0.5〜1mmだけ発芽させたものです。玄米と栄養価は同じで、精米と同様に炊飯可能で、口当たりもよいです。

八寸 (はっすん)

前菜の盛り合わせのことで、もとは八寸四方の盆に盛り合わされていたことからこのような名がつきました。

初節句 (はつせっく)

生後初めての節句のことです。女の子は、3月3日の「上巳」、男の子は、5月5日の「端午」です。

初宮参り (はつみやまい－)

生後初めて産土神に参詣することで、出産の報告と子どもの健やかな成長を祈願します。

初物 (はつもの)

旬の走りの野菜類・果実類・魚介類のことです。初物は、昔から縁起がいいとして珍重されてきました。

花見過ぎたらカキ食うな (はなみす－く－)

カキは花見の時期を過ぎた頃から産卵期が始まり、身がやせ、鮮度が落ち、食中毒菌に感染しやすくなるため、食べてはいけないということをたとえたことわざです。

花より団子 (はな－だんご)

花を見て楽しむという風情より、団子を食べるという実質的な楽しみを優先することから、外見よりも内容を選ぶことをたとえたことわざです。

腹開き (はらびら－)

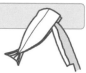

魚を腹側から切り開くことをいいます。料理に用いるときは、頭を落とすことが多いですが、頭をつけたまま干物にすることもあります。

春の七草 (はる－ななくさ)

セリ、ナズナ、ゴギョウ（ハハコグサ）、ハコベラ（ハコベ）、ホトケノザ、スズナ（カブ）、スズシロ（ダイコン）の7種類をいいます。

春彼岸 (はるひがん)

春分の日（3月20日頃）を中日とした前後3日間（計7日間）をいいます。

ハレ（の日）(－(－ひ))

改まった特別な状態、公的な場面、めでたい状況などのことをいいます。「晴れ着」「晴れ姿」「晴れ舞台」などのように使われます。

半月切り (はんげつぎ－)

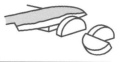

大根やニンジンのような円筒形の野菜を輪切りにし、丸い切り口を二つ割りにする切り方です。切った形が半月に似ていることから名前がつきました。

伴食宰相 (ばんしょくさいしょう)

高い地位にありながら、ほかの人のなすがままになっている無能な大臣のことを意味します。

ハンドミキサー

電動または手動によって泡立て器を回転させ、卵を泡立てたり、バターや粉などをかき混ぜる調理器具です。

稗 (ひえ)

雑穀の1つで、粘り気が強い品種と粘り気が少ない品種があり、米のように炊飯して食

べます。

挽き肉（ひ−にく）

牛・豚・鶏などの肉を、ミンチ（挽き）にしたものです。

拍子木切り（ひょうしぎぎ−）

大根やニンジンのような円筒形の野菜を四角い棒状にする切り
方です。切った形が拍子木に似ていることから名前がつきまし
た。

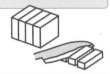

平（ひら）

二の膳で出す煮物のことで、海・山・里のものを組み合わせて蓋付きの平たい器に盛り
付けます。

フードプロセッサー

みじん切りにしたり、すり混ぜたり、撹拌したりするときに使う調理器具です。

副菜（ふくさい）

主菜に添えて食べるおかずのことで、主に野菜、海藻、果実などを使用します。ビタミ
ン、ミネラルを多く含み、最近注目の食物繊維も豊富です。風邪予防や便秘解消、目の
疲れや吹き出物対策として、カラダの調子を整えてくれる栄養素を含んだ食材を選びま
しょう。

袱紗料理（ふくさりょうり）

日本料理の1つである本膳料理を略式化したもので、実質的な味覚を楽しむための料理
です。後の会席料理に発展していきました。

副食（ふくしょく）

主食に添えて食べるおかずのことで、大別して「主菜」「副菜」があります。

河豚は食いたし命は惜しし（ふぐ−く−いのち−お−）

河豚は食べたいが毒にあたるのが恐ろしいことから、結果の恐ろしさを思い、物事をな
かなか実行に移せないことをたとえたことわざです。

不時不食 (ふじふしょく)

その季節のもの以外は食べないこと、または、旬のものを大切にすることを意味します。

ふたり箸 (ーばし)

嫌い箸の1つです。2人で1つのものを箸と箸で受け渡すことをいいます。

物理的特性 (ぶつりてきとくせい)

おいしさの要因の1つである食物の特性要因に関係し、テクスチャーや外観、温度、音があげられます。

フライパン

炒めるとき、焼くとき、揚げるときに使う調理器具です。フッ素加工のものは焦げ付きにくく、使用後の汚れが落としやすいです。

フランス料理 (ーりょうり)

代表的なものに、フォアグラ、トリュフ、エスカルゴ、テリーヌがあります。

振り箸 (ふーばし)

嫌い箸の1つです。茶や汁に先を付けて振り、周りを汚すことをいいます。

米寿 (べいじゅ)

賀寿（長寿）の祝いの1つです。数え年で88歳に達したときに行います。

変調効果 (へんちょうこうか)

味の相互作用の1つです。先に口にした味の影響で、後から食べるものの味が異なって感じられる現象です。

包丁 (ほうちょう)

不可食部分を取り除いたり、切るときに使う刃物です。鋼製、ステンレス製、セラミック製があります。

包丁の部位 (ほうちょう—ぶい)

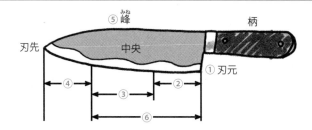

包丁は、食材によって使う部分が変わります。

①刃元………………………ジャガイモの芽などを取る。

②刃元の近く………………リンゴなどの皮をむく、魚などの骨を切る。

③刃の中央…………………野菜の押し切りやみじん切りにする。

④刃先………………………小魚を卸す、ゴボウをささがきにする。

⑤峰…………………………肉をたたいてやわらかくする、エビをたたいてつぶす。

⑥刃元から刃の中央…刺身を引き切りにする。

本膳 (ほんぜん)

日本料理の正式な膳立てで、お客さまの正面に置かれる膳です。本汁、なます、坪（煮物）・香の物および飯を供します。

本膳料理 (ほんぜんりょうり)

日本料理の正式な膳立てで、一人ひとりの正面に膳を配ります。最初に本膳、次に二の膳、三の膳というように続きます。

マクガバンレポート

米国（アメリカ）のマクガバン上院議員を中心とする栄養問題特別委員会から提出された疾病と食事との関係を調査した報告です。

枕団子 (まくらだんご)

亡くなった人の枕元に供える、白い団子のことです。

枕飯 (まくらめし)

亡くなった人の枕元に供える、高盛りにした白いご飯のことです。

混ぜる（ま―）

材料や味を均一にし、ムラにならないようにすることが目的の調理法です。

まな板（―いた）

切るときに使う調理器具です。木製と合成樹脂製があります。

まな板の鯉（―いた―こい）

生きたまま、まな板にのせられた鯉は、自力で逃げだすことができないことから、自力ではどうすることもできない絶体絶命という状況のことをたとえたことわざです。

迷い箸（まよ―ばし）

嫌い箸の1つです。どれにしようかと、箸をあちこちの器に動かすことをいいます。

味覚（みかく）

舌などで味を感じ知る感覚です。味覚は、舌の表面にある味蕾によって味覚神経を通して脳に伝えられ、味として感知されます。

味覚神経（みかくしんけい）

味覚をつかさどる神経のことで、味蕾の中の味細胞によって感知します。

右方上位（みぎかたじょうい）

着席するときは、椅子の左側から入るようにします。これは自分の右側が上座になることの教えに沿った言葉です。

みじん切り（―ぎ―）

ネギやパセリなどの野菜を細かく刻む切り方です。

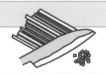

茗荷を食えば物忘れする（みょうが―く―ものわす―）

茗荷を食べると物忘れするという俗説から、物忘れをしたときに「茗荷を食べたから」などとこじつけることをたとえたことわざです。

味蕾（みらい）

味覚の感覚器で、主に舌の粘膜に分布します。味覚芽ともいいます。

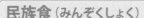

民族食（みんぞくしょく）

それぞれの民族が、長い間、生まれ育った土地でとれたものや、その季節に自然にとれるものを中心に食べる暮らしから生まれた食事です。

無為徒食（むいとしょく）

何もしないで、ただ遊び暮らすことを意味します。

無季（むき）

「時知らず」の野菜類、果実類、魚介類のことです。

蒸す（む－）／蒸し物（む－もの）

調理の五法の1つです。水を沸騰させ、水蒸気を利用して加熱する調理方法です。水蒸気が容器内を循環することで、すみずみまで均一に加熱できます。材料の形やうま味を損なわないというメリットがあります。

面取り（めんと－）

切った断面をそいで、なだらかにすることです。

もぎ箸（－ばし）

嫌い箸の1つです。箸についた飯粒を、口にくわえてもぎ取ることをいいます。

目食耳視（もくしょくじし）

見栄を張るために外見を飾ることを意味します。

餅（もち）

餅米を蒸して、臼などで搗いたもので、古くから、正月や節句、季節の行事食として伝えられています。

持ち箸（も－ばし）

嫌い箸の1つです。汁などを飲むときに、箸を持ったまま椀に口を付けることをいいます。

餅は餅屋（もち－もちや）

餅屋の餅が一番おいしいということから、物事にはそれぞれの専門家がおり、専門家に任せるのが一番よいということをたとえたことわざです。

木工品 (もっこうひん)

日本料理に用いる器の1つです。ひつ、桶（おけ）、八寸などがあります。

門歯 (もんし)

野菜や果物、海藻類を噛み切るのに適した歯で、草食動物の歯と同じです。

焼く (や—) ／焼き物 (や—もの)

調理の五法の1つです。人類が火を扱うようになると同時に始まった、もっとも古い調理法の1つで、「直火焼き」と「間接焼き」があります。

薬食同源 (やくしょくどうげん)

カラダによい食材を日常的に食べて健康を保てば、特に薬など必要としないという意味です。この言葉は「医食同源」のもとになった言葉だといわれています。

雪平鍋 (ゆきひらなべ)

持ち手と注ぎ口が付いている鍋（なべ）で、「行平鍋」とも表記します。

湯せん (ゆ—)

外側の器にお湯を入れ、その内側に一回り小さな容器を入れて中の食材を間接的に加熱する方法です。

湯たき (ゆ—)

ご飯を炊くときに、水からではなく、はじめからお湯を使って炊く方法です。

ゆでる

熱湯で加熱します。食品のあくを抜いたり、殺菌したり、たんぱく質を凝固させたり、組織を軟化させたりすることなどが目的の調理法です。

湯どめ (ゆ—)

ゆでた食材や煮物などの材料が煮汁に浸かったままの状態にしておき、自然に冷ます方法です。

湯びき (ゆ—)

生でも食べることができる食材（魚類など）を熱湯にくぐらせて、表面だけにサッと熱

を通す方法です。

湯むき（ゆー）

熱湯をかけたり、熱湯にくぐらせ、その後すぐに冷水に入れて皮をむく方法です。

洋包丁（ようぼうちょう）

包丁の種類の1つで、1本の鋼が端まで通っていて、柄が張り付けになっているものをいいます。「牛刀」とも呼ばれます。

抑制効果（よくせいこうか）

味の相互作用の1つです。コーヒーに砂糖を加えることでコーヒーの苦味を弱めたり、酢に塩と砂糖を加え、すし酢にすることで酢の酸味を弱めるといった現象をいいます。

抑制栽培（よくせいさいばい）

自然の生育・成熟の時期を人工的に抑制して、農産物を収穫する時期を遅らせる栽培法です。

横箸（よこばし）

嫌い箸の1つです。箸を2本合わせ、スプーンのようにしてすくって食べることをいいます。

四字熟語（よじじゅくご）

食にまつわる言葉を漢字4文字の組み合わせにより、その言葉の意味を表現する「四字熟語」があり、ほかにも食にまつわる言葉、慣用句などが数多くあります。

寄せ箸（よーばし）

嫌い箸の1つです。箸で器を引き寄せることをいいます。

乱切り（らんぎー）

ジャガイモやニンジンなどの野菜を不規則な形でだいたいの大きさにそろえる切り方です。

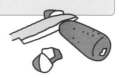

立食パーティー（りっしょくー）

カジュアルな雰囲気をつくれる、大人数を招待できるといったメリットがあります。一

方、食べ物・飲み物が足りなくなることがある、会場内の細部に目が届きにくいといったデメリットがあります。

粒食 (りゅうしょく)

穀物を粉にせず、粒または粒が残っているものを調理して食べることです。特に米をご飯として食べることをいいます。

料理 (りょうり)

本来は盛り付けられた状態をいいますが、「料理教室」というように、調理の同義語としても使われています。

レードル

料理をよそったり、取り分けたりするときの盛り付け用に使う調理器具です。

ロシア料理 (ーりょうり)

代表的なものに、ピロシキ、ボルシチ、ビーフストロガノフがあります。

若水 (わかみず)

元旦（1月1日）に初めてくむ水のことです。若水を飲むと、1年の邪気を除けるといわれています。

輪切り (わぎー)

大根やニンジンのような円筒形の野菜を端から切り口が丸くなるようにする切り方です。

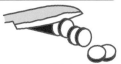

和食の「五」(わしょくーご)

和食に大切な「五」には、「五法・五味・五色・五感」があります。

渡し箸 (わたーばし)

嫌い箸の1つです。箸を茶碗など器の上に乗せることをいいます。

和包丁 (わぼうちょう)

包丁の種類の1つで、刃の根元が白木の柄に差し込まれているものをいいます。

われ鍋にとじ蓋 (ーなべーぶた)

われた鍋にもふさわしい蓋があるということから、よくないもの同士のこと、または、欠点があるもの同士が仲良くしていることをたとえたことわざです。

③ 食品学に関する用語

アウトパック加工 (ーかこう)

スーパーマーケットなどで、すでにパッケージされた商品を店舗で陳列し、販売する形態です。

アトピー性皮膚炎 (ーせいひふえん)

かゆみをともなう湿疹が全身または部分的に発生する病気です。

アナフィラキシーショック

食物アレルギーによって起きた反応のうち、もっとも激烈なものをいいます。全身発赤、呼吸困難、血圧低下、意識消失などの症状が現れて、対応が遅れると死に至る場合もあります。

アルカリ性食品 (ーせいしょくひん)

食品を燃やし、残った灰を水で溶かし、その溶液が酸性かアルカリ性かで判断します。野菜、果物、海藻、大豆などがアルカリ性食品に分類されます。

アルカロイド飲料 (ーいんりょう)

カフェインなどのアルカロイドを含む飲料です。コーヒー、ココア、チョコレート、緑茶、紅茶、ウーロン茶などがあります。

アレルギー

食べ物だけでなく、花粉やダニなどに対して過剰に免疫が働くことにより、さまざまな症状が生じる状態をいいます。

アレルギー表示 (ーひょうじ)

食物アレルギーの原因となる食品のうち、特定原材料8品目は、アレルギー表示が義務づけられています。また、その他の特定原材料に準ずるもの20品目は、アレルギー表示が奨励されています。

アレルゲン

食物アレルギーの原因となる物質のことです。アレルゲンを含む原材料のうち、「卵、

牛乳、小麦」は、「3大アレルゲン」と呼ばれています。

Eマーク（いー―）

地域特産品認証制度により、都道府県が認証した地域の特産品に表示されるマークです。

異種混合（いしゅこんごう）

複数の生鮮食品をカットしたものを組み合わせたり、盛り合わせたりしたものです。鍋用野菜の盛り合わせやカットフルーツの盛り合わせ、牛と豚の合い挽き肉などが例としてあげられます。

異種混合の定義（いしゅこんごう―ていぎ）

複数の生鮮食品をカットしたものを組み合わせたり、盛り合わせたもので、飲食されることが想定できるものが加工食品に区分されます。なお、生鮮食品を単に組み合わせたり、盛り合わせただけで、バラバラに飲食、調理等されることが想定されるものは生鮮食品の区分となります。

遺伝子組換え技術（いでんしくみか―ぎじゅつ）

ある生物の細胞から有用な遺伝子を取り出し、別の生物の細胞に取り入れて、目的とする性質をもった生物をつくる技術です。

遺伝子組換え9農産物（いでんしくみか―きゅうのうさんぶつ）

遺伝子組換え表示が義務づけられている農作物「ジャガイモ、大豆、テンサイ、トウモロコシ、菜種、綿実、アルファルファ、パパイヤ、からしな」のことです。これらを主な原料とする食品にも表示義務があります。

遺伝子組換え農産物（いでんしくみか―のうさんぶつ）

遺伝子組換え技術から育種された農産物です。日本では、遺伝子組換え農産物のほとんどは、直接食べるものではなく、加工食品の原材料となっています。遺伝子組換え農産物のうち、「ジャガイモ、大豆、テンサイ、トウモロコシ、菜種、綿実、アルファルファ、パパイヤ、からしな」の9農産物には、遺伝子組換え表示が義務づけられています。

遺伝子組換え表示（いでんしくみか―ひょうじ）

遺伝子組換え農産物のうち9農産物と、その9農産物を主な原料とする食品は、遺伝子

組換え表示が義務づけられています。

インスタント食品（─しょくひん）

熱湯、水、牛乳などを注ぐだけで、すぐに食べられる保存食品です。

インストア加工（─かこう）

スーパーマーケットなどの店舗内で食品を加工・包装し、販売する形態です。

栄養機能食品（えいようきのうしょくひん）

通常の食生活では摂取が難しく、1日に必要な栄養成分を摂れない場合に、栄養成分の補給・補完のために利用する食品です。

栄養成分表示（えいようせいぶんひょうじ）

消費者が食品を選択する際に有益な情報となるもので、食品表示法により食品表示基準が定められています。栄養成分表示の主要5項目を表示の順番・含有量の単位などのルールに従って表示します。

黄色群（おうしょくぐん）

主な栄養素は炭水化物（糖質）と脂質で、エネルギー（力や体温）になる群類です。

オーガニック栽培（─さいばい）

有機栽培のことです。

解凍（かいとう）

冷凍された食品を解かして食べられる、または調理できる状態にすることです。またはそのようにして提供される食品に表示する場合使用される言葉です。

化学的加工（かがくてきかこう）

食品加工の種類の1つで、原料に化学変化（加水分解、中和、酸化など）を起こすことによって加工します（例：ブドウ糖、果糖、液糖）。

加工食品（かこうしょくひん）

生鮮食品などを製造または加工した飲食料品のことです。

加工食品の表示 （かこうしょくひん－ひょうじ）

加工食品の食品表示事項として、「名称、原材料名、原料原産地名、内容量、期限、保存方法、製造者等（氏名と住所）、栄養成分表示」の8つがあります。

加工乳 （かこうにゅう）／全粉乳 （ぜんふんにゅう）／脱脂粉乳 （だっしふんにゅう）／乳飲料 （にゅういんりょう）

生乳や牛乳を原料として製造された乳製品、脱脂粉乳、クリーム、バターなどを原料としたものを「加工乳」といいます。また、生乳や牛乳などからほとんどすべての水分を除去して粉末状にしたものを「全粉乳」、生乳や牛乳などから乳脂肪分を除去し、ほとんどすべての水分を除去して粉末状にしたものを「脱脂粉乳」、牛乳や乳製品をもとにつくった飲み物（果汁、コーヒーなど）で風味をつけたものを「乳飲料」といいます。

加工年月日 （かこうねんがっぴ）

商品を加工した年月日のことです。かつては原則として「加工年月日」または「製造年月日」を表示することとなっていましたが、現在は法的な表示義務はありません。

果実飲料 （かじついんりょう）

果実をしぼってつくられた飲料です。果汁を薄めて砂糖や香料を加えた飲料など、種類は豊富です。なお、果汁100％である場合のみ「果汁ジュース」と表示されます。

菓子類 （かしるい）

典型的な加工食品で、和菓子、洋菓子、スナック菓子など種類が豊富です。

加熱解凍 （かねつかいとう）

冷凍されている食品を、湯せんで解凍する方法です。

含気包装 （がんきほうそう）

空気とともに包装するもので、空気が食品を保護し劣化を防ぎます。反対に、空気によって劣化する食品には使えません。

期限表示 （きげんひょうじ）／期限 （きげん）

加工食品の表示の1つです。「消費期限」または「賞味期限」のどちらかを表示します。

機能性表示食品 (きのうせいひょうじしょくひん)

事業者の責任において、科学的な根拠にもとづいた機能性を表示した食品で、販売前に安全性と機能性の根拠に関する情報などを消費者庁長官に届けられたものです。ただし「特定保健用食品」とは異なり、個別に消費者庁長官の許可を受けているものではありません（届出制）。

牛乳 (ぎゅうにゅう)

搾取したままの牛の乳（生乳）を100%使用して、成分無調整で殺菌したものです。

減化学肥料栽培 (げんかがくひりょうさいばい)

特別栽培農産物の1つです。化学肥料をその地域で慣行的に使用される量の50%以下に減らして栽培する方法です。

原材料名 (げんざいりょうめい)

加工食品の表示の1つです。原材料と食品添加物を区分し、それぞれに占める重量の割合の多い順に表示します。

原産国名 (げんさんこくめい)

食品が生産された国のことです。

原産地 (げんさんち)

食品が生産された場所のことです。

減農薬栽培 (げんのうやくさいばい)

特別栽培農産物の1つです。農薬をその地域で慣行的に使用される量の50%以下に減らして栽培する方法です。

玄米 (げんまい)

もみ殻を取り除いて調整したもので、精白していない米のことをいいます。

玄米および精米の表示 (げんまい―せいまい―ひょうじ)

容器包装やパック詰めされた玄米・精米は生鮮食品に区分されるため、名称と原料玄米や単一原料米の表示が必要で、そのほか、内容量、精米時期、販売者（氏名［名称］、住所、電話番号）を表示します。

原料原産地表示 （げんりょうげんさんちひょうじ）

輸入品以外のすべての加工食品について、原材料の原産地表示（重量の割合のもっとも高いもの）を義務づけたものです。また、「22 食品群」以外に以前から表示を義務づけていた食品（4 品目）と新たに 1 品目を加えた「個別 5 品目」についても、原料原産地表示（原材料に占める重量比率が 50% 以上のもの）が必要です。

原料原産地名 （げんりょうげんさんちめい）

ある食品を生産するのに使われた原料が生産された場所のことです。

原料玄米 （げんりょうげんまい）

精米することを前提とした玄米のことで、白米の原料となることから「原料玄米」といいます。

高周波解凍 （こうしゅうはかいとう）

冷凍されている食品を、電子レンジなどを使って解凍する方法です。

公正マーク （こうせい―）

全国飲用牛乳公正取引協議会が適正な表示をしていることを認証した牛乳、加工乳、乳飲料などに表示されるマークです。

国産 （こくさん）／国産品 （こくさんひん）

自分の国で産出することで、日本における生産物をいいます。また、輸入された家畜については、飼養期間が外国より日本のほうが長いものも対象となります。

国産牛 （こくさんぎゅう）

日本で飼養された牛のことをいいます。また、輸入されたものでも飼養期間が外国より日本のほうが長い場合も対象になります。

個別5品目 （こべつごひんもく）

「農産物漬物、ウナギ加工品、鰹節、野菜冷凍食品、おにぎり」の 5 品目のことで、原材料に占める重量比率が 50% 以上の原材料に表示義務が発生します。

混成酒 (こんせいしゅ)

醸造酒や蒸留酒に香料などを加えたものです。味醂、リキュールなどがあります。

3色食品群 (さんしょくしょくひんぐん)

どの食品をどのように組み合わせて食べたらよいか、赤、黄、緑の3つの色で群別したものです。

酸性食品 (さんせいしょくひん)

食品を燃やし、残った灰を水で溶かし、その溶液が酸性かアルカリ性かで判断します。米、肉、魚などが酸性食品に分類されます。

3大アレルギー食品 (さんだい—しょくひん)／3大アレルゲン (さんだい—)

「卵、牛乳、小麦」の3つのことです。食物アレルギーの原因となる食品のうち、症例が多く報告されている品目です。特に生の状態の卵白は、乳幼児の食物アレルギーを引き起こしやすいとされています。

GMO (じーえむおー)

遺伝子組換え農産物のことで、「Genetically Modified Organisms」の略です。

自然解凍 (しぜんかいとう)

冷凍されている食品を室温、または冷蔵室で解凍する方法です。

JAS (じゃす)

「日本農林規格（Japan Agricultural Standard)」のことです。JASを満たす食品や林産物などにはJASマークが付されます。

JAS法 (じゃすほう)

「日本農林規格等に関する法律」のことです。食の安全のために消費者への情報開示をおもな目的とした法律です。

JASマーク（じゃす－）

日本農林規格（JAS）を満たすことを証するマークです。

ジュース

果実を搾ったそのままの「ストレートジュース」と、水分だけを蒸発させて濃縮した果汁を、商品化の際、水で戻して果汁100％の状態にした「濃縮還元ジュース」の2つに区分できます。

主要5項目（しゅようごこうもく）

「エネルギー（熱量）、たんぱく質、脂質、炭水化物、食塩相当量」の5つのことです。栄養成分表示では、表示の順番・含有量の単位などが定められています。炭水化物は糖質と食物繊維の2つに分けて表示することが認められています。また、食塩相当量についてはナトリウムとの併記が認められています。

醸造酒（じょうぞうしゅ）

穀類、果実などの糖質原料をアルコール発酵させ、発酵液をそのまま、あるいは濾過して製品としたものです。清酒、ビール、ワイン、紹興酒などがあります。

消費期限（しょうひきげん）

製造または加工されてから品質が急激に劣化しやすく、早めに食べなければならない食品（日もちしない食品）に記載される期限表示です。

賞味期限（しょうみきげん）

製造または加工されてから品質が急激には劣化せず、品質の保持される期間が比較的長い食品（日もちする食品）に記載される期限表示です。

蒸留酒（じょうりゅうしゅ）

醸造酒を蒸留したものです。焼酎、ウイスキー、ブランデー、ジン、ウォッカなどがあります。

食塩相当量（しょくえんそうとうりょう）

食品中のナトリウム量を食塩量に換算して示したものです。「食塩相当量（g）＝ナト

リウム（mg）× 2.54 ÷ 1,000」の式によって求められます。

食品加工（しょくひんかこう）

生鮮食品などを製造または加工した飲食料品のことです。加工とは、一定の規格品にし、保存や輸送、仕分けなどに耐えられるようにする処理のことです。

食品加工の目的（しょくひんかこう－もくてき）

食品加工の主たる（直接的）目的には、「食品の保存性を高める、食品を食べやすくする、食品の付加価値を高める、食品の安全性を確保する、食品の栄養価を高める、輸送性の向上」などがあります。

食品群（しょくひんぐん）

食事をバランスよく上手に摂るために、それぞれの食品を分類して表したものです。

食品表示（しょくひんひょうじ）

商品提供者から消費者に向けたメッセージの役割を果たします。「生鮮食品の表示」と「加工食品の表示」の大きく2つに分かれます。

食品マーク（しょくひん－）

食品マークには、さまざまなものがあり、マークによって商品の内容がわかるだけでなく、その意味や目的を示す役割を持っています。

JASマーク

有機JASマーク

[規格の内容]
特色JASマーク

飲用乳の
公正マーク

Eマーク
（地域特産品認証制度）

特別用途食品
マーク

特定保健用食品
マーク

植物性脂肪（しょくぶつせいしぼう）

脂質のうち、大豆、菜種、サフラワー（紅花）、オリーブといった植物の油脂に多く含まれているものです。

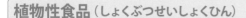

植物性食品 (しょくぶつせいしょくひん)

食品を植物性か動物性かで分類した際、穀類、豆類、芋類、野菜類、果実類、キノコ類、海藻類、種子類などが植物性食品に分類されます。

食物アレルギー (しょくもつ—)

食品を介してアレルギーの原因となる物質（アレルゲン）が体内に侵入することで引き起こされる症状をいいます。大人よりも子どものほうがアレルゲンに反応しやすいため、症状が出やすくなります。

真空調理食品 (しんくうちょうりしょくひん)

生または前処理された食材をフィルムで真空包装した後、加熱、急速冷却を施した食品です。

真空パック (しんくう—)

プラスチックフィルムやアルミなどの気密性の高い素材を用いて、食品などを入れて真空状態にし、腐敗や酸化を防ぎます。「真空包装」ともいいます。

新米 (しんまい)

生産された当該年の12月31日までに容器に入れられたり、包装された精米のことをいいます。

水域名 (すいいきめい)

「太平洋」「日本海」「釧路沖」など、水産物がとれた場所を示すもので、「近海」「遠洋」などの表示は認められていません。

水産練り製品 (すいさんね—せいひん)

魚肉に食塩を入れすりつぶし、のり状にして加熱した食品です。弾力があることが特徴です。

水産物 (すいさんぶつ)

生鮮3品の1つです。魚類、貝類、水産動物、水産哺乳動物、海藻類があります。

水産物の原産地表示 (すいさんぶつ—げんさんちひょうじ)

水産物の原産地を表示する際、養殖されたものには「養殖」、冷凍されたものを解凍し

た場合には「解凍」と表示します。国産品の場合は「太平洋」「日本海」「釧路沖」「玄界灘」「石狩川」「宍道湖」など水揚げした水域名か、水域名を特定することが難しい場合は、水域名に代えて「焼津港」など、水揚げした港名または水揚げした港が属する都道府県名で表示することができます。なお、養殖の場合は、その養殖場が所属する都道府県名を表示します。輸入品については、原則、原産国名を表示しなければなりません。

生鮮3品 (せいせんさんぴん)

生鮮食品のうち、「農産物、水産物、畜産物」の3つのことです。

生鮮食品 (せいせんしょくひん)

生野菜、果物、鮮魚、生肉類など、加工をしていない食品のことです。

生鮮食品の表示 (せいせんしょくひん－ひょうじ)

生鮮食品には、名称と原産地を表示します。ただし、生鮮3品の原産地表示は、それぞれ内容に違いがあります。

製造者等 (せいぞうしゃとう)

加工食品の表示の1つです。製造者・加工者・販売者などの氏名（法人の場合は法人名）と所在地（住所）を表示します。輸入品の場合は輸入者が表示されていることもあります。

製造年月日 (せいぞうねんがっぴ)

商品を生産した年月日のことです。かつては原則として「製造年月日」または「加工年月日」を表示することとなっていましたが、現在は法的な表示義務はありません。

生物的加工 (せいぶつてきかこう)

食品の加工の種類の1つで、カビや酵母、細菌類などの微生物などの働きによって加工します（例：麹カビ、青カビ、ビール酵母、ブドウ酒酵母、納豆菌、乳酸菌）。

精米 (せいまい)

玄米を精米にする作業のことで、玄米の外皮を取り除き、白くします。

精米時期 (せいまいじき)

これまでは、「精米年月日」である「年月日」による表示でしたが、2022年4月1日より、「年月旬（上旬／中旬／下旬）」の表示に変更されました。これにより、食品ロスの

削減や物流の効率化が図られることが期待されます。

赤色群（せきしょくぐん）

主な栄養素はたんぱく質で、血液や筋肉をつくる群類です。

ソーセージ

すりつぶした肉・内臓類を子牛や豚の腸に詰め、保存できるよう燻煙法（くんえんほう）などで処理されたものの総称です（「腸詰め」とも呼ばれます）。

たたき

火を使わず、包丁の峰や刃を使って食材をたたいたり、食材の表面を火であぶる調理法です。

単一原料米（たんいつげんりょうまい）

産地、品種、生産年が同一である原料玄米を用いていることの証明を受けた米のことです。また、複数の産地と品種と生産年をミックスしたものを「ブレンド米」といいます。

炭酸飲料（たんさんいんりょう）

炭酸ガスを含む清涼飲料です。サイダー、ラムネ、コーラ飲料などがあります。

淡色野菜（たんしょくやさい）

有色野菜（緑黄色野菜）に対してカロテンなどが少ない淡い色の野菜で、大根、白菜、キャベツなどが代表的です。

地域特産品認証制度（ちいきとくさんひんにんしょうせいど）

都道府県が地域の特産品を認証する制度です。認証されたものにはEマークが表示されます。

畜産物（ちくさんぶつ）

生鮮3品の1つです。食肉類、食用鶏卵（卵は殻つき）、乳類があります。

畜産物の原産地表示（ちくさんぶつ－げんさんちひょうじ）

畜産物の原産地を表示する際、国産品には原則、「国産」または「国内産」と表示しますが、都道府県名や市町村名による表示でもよいとされています。飼養地が一般によく知られている地名の場合は、原産地に代えて飼養地を表示することができます（「松阪」

「神戸」「米沢」など)。輸入品については、必ず原産国名を表示しなければなりません。ここでの「原産地」は一番長く飼養された場所を指すため、輸入された畜産物でも、飼養期間が外国より日本のほうが長い場合は、「国産」と表示することになります。

チルド食品 (ーしょくひん)

−5〜5℃の温度帯で流通・販売される商品です。この温度帯は、食品の凍結点と、有毒細菌の発育を阻止する温度の限界との間です。

低農薬栽培 (ていのうやくさいばい)

農薬をその地域で慣行的に使用される量より少なくして栽培する方法です。

天日干し (てんぴぼー)

魚の腹または背を開いて内臓を取り除き、風と日光に当てて干物にする方法です。

同種混合 (どうしゅこんごう)

同じ生鮮食品を1つの商品として盛り付けられたものをいいます。キャベツと紫キャベツの千切り、メバチマグロの赤身と中トロといったものが例としてあげられます。

動物性脂肪 (どうぶつせいしぼう)

脂質のうち、バター、ラードといった動物性の油脂類に多く含まれているものです。

動物性食品 (どうぶつせいしょくひん)

食品を植物性か動物性かで分類した際、肉類、魚介類、乳類、卵類などが動物性食品に分類されます。

登録認定機関 (とうろくにんていきかん)

農林水産大臣の認可を受け登録された、有機農産物を認定する機関です。

特色JASマーク (とくしょくじゃすー)

特色のあるJASにまつわるマークとして、これまであった「特定JASマーク」「生産情報公表JASマーク」「定温管理流通JASマーク」の3種類を統合して制定された新しいJASマークです。

特定原材料に準ずる20品目 （とくていげんざいりょう－じゅん－にじゅうひんもく）

「アワビ、イカ、イクラ、オレンジ、キウイフルーツ、牛肉、鮭、サバ、大豆、鶏肉、豚肉、マツタケ、桃、山芋、リンゴ、バナナ、ゼラチン、カシューナッツ、ゴマ、アーモンド」の20種類です。食物アレルギーの原因となる食品として、義務ではありませんが食品容器包装へのアレルギー表示が奨励されています。

特定原材料8品目 （とくていげんざいりょうはちひんもく）

「卵、乳、小麦、そば、落花生（ピーナッツ）、エビ、カニ、クルミ」の8種類です。食物アレルギーの原因となる食品として、食品容器包装へのアレルギー表示が義務づけられています。

特定保健用食品 （とくていほけんようしょくひん）

食品中に含まれる特定の成分について、健康の維持・増進に役立つことが科学的に証明されている食品です。国による審査が必要で、消費者庁長官から許可されたものには特定保健用食品マークが表示されます。

特定保健用食品マーク （とくていほけんようしょくひん－）

消費者庁長官が保健の用途・効果を表示することを許可した食品に表示されるマークです。

特別栽培農産物 （とくべつさいばいのうさんぶつ）

その地域で一般的に行われている方法により、農薬の使用回数・化学肥料の窒素成分量を50%以上減らして栽培された農産物のことです。

特別用途食品マーク （とくべつようとしょくひん－）

消費者庁長官が乳児、幼児、妊産婦、嚥下困難者、病者など特別な状態の人が利用できるものとして許可した食品に表示されるマークです。

トクホマーク

特定保健用食品マークのことです。消費者庁長官から許可を得た、健康の維持・増進に役立つことが、試験などによって科学的に証明されていて、保健の用途・効果を表示で

きる食品に表示されるマークです。

内容量 (ないようりょう)

加工食品の表示の1つです。重量（g・kg）、体積（㎖・ℓ）で表示しますが、個数（菓子パンなど）や枚数（食パンなど）など数量でも表示できます。

内容量の省略 (ないようりょう－しょうりゃく)

外見上で個数が確認できるものや、弁当、おにぎり、サンドイッチなど「1食」や「1人前」が一般的なものは、内容量の表示を省略できます。

22食品群 (にじゅうにしょくひんぐん)

生鮮食品に近い加工食品の総称です。原材料に占める重量比率が50％以上の原材料に表示が義務づけられましたが、「新たな原料原産地表示」のスタートにより、輸入品以外のすべての加工食品に原料原産地が表示されることとなりました。

乳酸飲料 (にゅうさんいんりょう)

乳酸菌飲料のことです。

乳酸菌飲料 (にゅうさんきんいんりょう)

生乳、牛乳、乳製品を、乳酸菌または酵母で発酵させたものを主原料とした飲料です。整腸作用があるといわれています。

年月日表示 (ねんがっぴひょうじ) ／年月表示 (ねんげつひょうじ)

いずれも賞味期限の表示方法で、品質が保持される期間が製造または加工から3カ月以内のものには年月日表示を、品質が保持される期間が製造または加工から3カ月を超え数年にわたるものには年月表示を行います。

農産物 (のうさんぶつ)

生鮮3品の1つです。野菜類、果実類、芋類、キノコ類、豆類、穀類があります。

農産物の原産地表示 (のうさんぶつ－げんさんちひょうじ)

農産物の原産地を表示する際、国産品には都道府県名、輸入品には原産国名を表示しなければなりません。ただし、産地が一般によく知られている地名の場合は、原産国名に代えて原産地を表示することができます（「カリフォルニア」「フロリダ」「山東省」など）。また、複数の原産地で同じ種類の農産物を混合している場合は、全体の重量に占

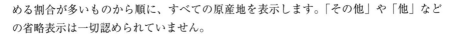

める割合が多いものから順に、すべての原産地を表示します。「その他」や「他」などの省略表示は一切認められていません。

日もちしない食品（ひ－しょくひん）

製造または加工されてから品質が急激に劣化しやすい食品のことで、この食品は「消費期限」の期限表示がされます。

日もちする食品（ひ－しょくひん）

定められた方法で保存し、かつ容器包装が開かれていない場合、品質が急激には劣化しない食品のことです。「賞味期限」の期限表示がされます。

品質保持期限（ひんしつほじきげん）

以前、JAS法では「賞味期限」という用語を使うのに対し、食品衛生法では同じ意味で「品質保持期限」という用語を使っていました。しかし、消費者や事業者から「わかりにくい」という指摘を受けて食品衛生法が改正され、現在は「賞味期限」に表示用語が統一されました。

フードファディズム

特定の食品や栄養素について、健康への有用性や有害性が主にマスメディアにより過大に評価されることをいいます。

複合原材料（ふくごうげんざいりょう）

2種類以上の原材料からなる原材料です。加工食品の表示の1つである原材料名として、複合原材料に占める重量が重い順に表示されます。

物理的加工（ぶつりてきかこう）

食品加工の種類の1つで、粉砕、洗浄、攪拌（かくはん）、混合、分離、乾燥、成形などによって加工します（例：製粉、魚の開き、干し柿）。

保健機能食品制度（ほけんきのうしょくひんせいど）

「健康食品」と呼ばれているもののうち、一定の条件を満たすもので、「特定保健用食品」「栄養機能食品」「機能性表示食品」の3つがあります。

保存方法（ほぞんほうほう）

加工食品の表示の1つです。保存上の注意を表示します。

無化学肥料栽培（むかがくひりょうさいばい）

特別栽培農産物の1つです。化学肥料を一切使用しないで栽培する方法です。

無菌充填包装（むきんじゅうてんほうそう）

無菌状態にした包装材を使用し、食品を無菌の環境で包装したものです。

6つの基礎食品群（むっ—きそしょくひんぐん）

毎日の食事の中で栄養素のバランスのとれた食事ができるように、食品の組み合わせを大きく6つのグループに分けて示したものです。

無農薬栽培（むのうやくさいばい）

特別栽培農産物の1つです。農薬を一切使用しないで栽培する方法です。

名称（めいしょう）

生鮮食品や加工食品における表示事項の1つで、一般的な名称のことです。

有機（ゆうき）

JAS法により定義され、有機農産物および有機農産物加工食品の条件に適合したものに、有機JASマークが付与されます。

有機栽培（ゆうきさいばい）

化学農薬、化学肥料、化学土壌改良剤の使用を中止してから3年以上（単年生作物は2年以上）経過して土づくりをした農地で栽培された農産物のことです。「オーガニック栽培」とも呼ばれます。

有機JASマーク（ゆうきじゃす—）

有機JASを満たす農産物などに付されます。

有機農産物（ゆうきのうさんぶつ）

化学農薬、化学肥料および化学土壌改良剤の使用を中止してから3年以上（単年生作物は2年以上）経過して、堆肥などによる土づくりをした農地で栽培（有機栽培）された農産物をいいます。

有機農産物加工食品 (ゆうきのうさんぶつかこうしょくひん)

食塩および水の重量を除いた原材料のうち、有機農産物や有機加工食品以外の原材料の占める割合が5％以下であって、食品添加物の使用が必要最低限で製造または加工された食品をいいます。

輸入品 (ゆにゅうひん)

日本以外の国で生産・加工され、売買によって日本国内に入ってきたものをいいます。

養殖 (ようしょく)

人工的に飼育・繁殖させた水産物のことです。

4つの食品群 (よっ—しょくひんぐん)

食品ごとに80kcalに当たる量を1点として、1～3群より3点ずつ計9点を摂取し、4群より11点を摂取して、エネルギー調節をする考え方です。

リサイクルマーク

容器包装の原料ごとに表示されます。

アルミ缶

スチール缶

ペットボトル

紙製容器包装

プラスチック製
容器包装

飲料用紙容器

段ボール

リターナブルマーク

再使用（リユース）可能なガラスびんに表示されるリサイクルマークです。対象となる容器には、牛乳びん、ビールびん、日本酒の一升びんなどがあります。

ガラスびん

流水解凍 （りゅうすいかいとう）

冷凍されている食品を容器に入れ、水を流し入れながら解凍する方法です。

緑黄色野菜 （りょくおうしょくやさい）

有色野菜の中でも、主にカロテンが100g当たり600μg以上含む野菜で、かぼちゃ、にんじん、ほうれん草などが代表的です。

緑色群 （りょくしょくぐん）

主な栄養素はビタミンとミネラルで、カラダの調子を整える群類です。

林産物 （りんさんぶつ）

生鮮食品の1つです。キノコ類、山菜類などがあります。生鮮食品の分類では、林産物を農産物に含め、生鮮3品と呼ぶことがあります。

冷凍食品 （れいとうしょくひん）

前処理を施し、急速に凍結させて包装した規格商品です。規格上の品質要件には、原料品質、冷凍技術、包装条件、保存条件などがあります。冷凍食品の温度管理について、食品衛生法では−15℃以下、日本冷凍食品協会では−18℃以下としています。

レトルト食品 （−しょくひん）

レトルトパウチ食品のことです。調理済みの食品を密閉し、加圧熱殺菌釜の中で高圧加熱殺菌した保存食品です。

レトルトパウチ食品 （−しょくひん）

「レトルト食品」とも呼ばれます。パウチは「小さな袋」という意味で、食品を密閉する袋（容器）のことです。密閉する容器は、プラスチックフィルムとアルミ箔が何層にも積み重ねられています。

和牛 （わぎゅう）

「和牛」とは呼称のようなもので、日本生まれ、日本育ちの「黒毛和種、褐毛和種、日本短角種、無角和種」の4種と、これら品種間の交配による交雑種を総称したものです。

4 衛生管理に関する用語

アニサキス

アニサキスが寄生している生鮮魚介類を生（不十分な冷凍・加熱のものを含みます）で食べることで、アニサキスが人の胃壁や腸壁に刺入して食中毒を引き起こします。

アフラトキシン

落花生などの豆類、アーモンド、ピスタチオ、トウモロコシ、香辛料といった食品に繁殖し蓄積される菌で、青カビ、毛カビ、クモノスカビ、ヨウジカビなどが産生するカビ毒です。

アメリカ航空宇宙局（―こうくううちゅうきょく）

食品の安全性を追求した衛生管理の手法として HACCP があります。HACCP は、アメリカ航空宇宙局（NASA）が宇宙飛行士たちを食中毒から守るために開発したものです。

育種（いくしゅ）

生物の遺伝子的な特徴を利用して人工的な改良を行い、有益な品種を育成することです。

1日摂取許容量（いちにちせっしゅきょようりょう）

食品添加物の1日摂取許容量（ADI）のことです。ADI は安全な摂取量を1日当たりの平均値に換算して、さらに体重1kg 当たりで割り算をして求めます（mg／kg／日）。

一般飲食物添加物（いっぱんいんしょくぶつてんかぶつ）

添加物の品目リストにある添加物のことをいいます。

ウイルス

食中毒の原因の1つです。人の体内で増殖することによって発生します。代表的なものにノロウイルスがあります。

ウエルシュ菌（―きん）

細菌性食中毒の原因となる細菌のうち、毒素型に分類されるものの1つです。人や動物の腸管、土壌に存在し、酸素を必要としない嫌気性芽胞菌です。

牛海綿状脳症 （うしかいめんじょうのうしょう）

「BSE（Bovine Spongiform Encephalopathy）」を日本語に訳した言葉です。

衛生管理 （えいせいかんり）

食品製造工場や調理場、食品倉庫や食品売り場などで、食中毒を予防するために行われています。「5S活動」「7S活動」「HACCP」などがあります。

H1N1 （えいちいちえぬいち）

A型豚インフルエンザウイルスのことです。

H5N1 （えいちごえぬいち）

高病原性鳥インフルエンザウイルスのことです。

栄養障害 （えいようしょうがい）

栄養不良の状態を指し、栄養素の摂取不足や栄養素の過剰摂取によって引き起こされるもので、栄養の消化吸収を営む器官の障害や、食べ物の偏りなどで体内の代謝が円滑にいかないことであり、食中毒とは異なります。

A型豚インフルエンザ （えーがたぶたー）

2009年に世界的に大流行し、多くの感染者を出し、死者も出したインフルエンザです。人から人への感染が確認され、大きな脅威となっています。

ADI （えーでぃーあい）

「Acceptable Daily Intake」の頭文字です。食品添加物の1日摂取許容量をいいます。

SRSV （えすあーるえすぶい）

「小型球形ウイルス（Small Round Structured Virus）」の略称です。

塩蔵法 （えんぞうほう）

食品の脱水作用によって、腐敗細菌（微生物）の発育を抑えて保存する方法です。食品を食塩水に漬ける「立て塩」や、食品に直接塩をふりかける「まき塩」などがあります。

エンテロトキシン

腸管に作用して生体に異常反応を引き起こす毒素の名称で、主に黄色ブドウ球菌、ウエ

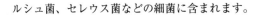

ルシュ菌、セレウス菌などの細菌に含まれます。

黄色ブドウ球菌 (おうしょく－きゅうきん)

細菌性食中毒の原因となる細菌のうち、毒素型に分類されるものの1つです。人の鼻・のどの粘膜や傷口、あかぎれなどに広く存在し、切り傷やニキビなどを化膿させます。

O157 (おーいちごなな)

細菌性食中毒の原因となる細菌のうち、毒素型に分類されるものの1つです。腸管出血性大腸菌の一種であることから「腸管出血性大腸菌O157」とも呼ばれます。飲料水や肉類などに発生します。

外因性内分泌かく乱化学物質 (がいいんせいないぶんぴつ－らんかがくぶっしつ)

環境中にあって、口や鼻、皮膚などから体内に侵入して、体内で営まれている正常なホルモン作用に影響（刺激）を与える外因物質のことです。「環境ホルモン」とも呼ばれています。

害虫抵抗性 (がいちゅうていこうせい)

遺伝子組換えの目的の1つで、土壌微生物の作り出す毒素の遺伝子を組み込み、特定の害虫だけに毒性をもたせます。これにより、害虫除去のための殺虫剤使用量を減らすことが可能となります。

回腸 (かいちょう)

小腸の終末部分で、空腸と大腸の間にある部位のことです。

化学的危害 (かがくてききがい)

HACCP（危害分析重要管理点）が示す危害の1つで、動物性自然毒、植物性自然毒、食品添加物、農薬などの化学物質による危害のことです。

化学物質 (かがくぶっしつ)

ヒスタミン、砒素、シアン化合物、メチル水銀、農薬などが食に関わる代表的な化学物質です。

化学変化 (かがくへんか)

食品の放置や時間の経過などによって、微生物の作用が変化することで品質に変化を及ぼすことをいいます。

加熱 (かねつ)

細菌性食中毒予防の3原則の1つです。食中毒を引き起こす細菌のほとんどは、加熱することによって死滅させることができます。

加熱法 (かねつほう)

食品の変質防止方法の1つです。食品を加熱することで微生物を死滅させ、酵素を不活性化し、食品の変質を防ぎます。

カビ毒 (ーどく)

食中毒の原因の1つで、カビの産生にともなう有毒物質のことです。代表的なものにピーナッツに含まれる「アフラトキシン」があります。

環境ホルモン (かんきょうー)

外因性内分泌かく乱化学物質のことです。ホルモンとは「刺激する」という意味で、環境中にあって、口や鼻、皮膚などから体内に侵入して、体内で営まれている正常なホルモン作用に影響（刺激）を与える外因物質のことです。

感染型 (かんせんがた)

食中毒の原因となる細菌の分類です。食品とともに体内に入った細菌が病原性をもつことで発生します。

乾燥法 (かんそうほう)

微生物の活動に必要な水分を取り除いて、微生物の活動を抑えて保存する方法です。

カンピロバクター

細菌性食中毒の原因となる細菌のうち、感染型に分類されるものの1つです。肉料理、牛レバー刺し、飲料水に発生します。特に鶏肉の加熱不足が原因となることが多くあります。

危害分析重要管理点 (きがいぶんせきじゅうようかんりてん)

HACCPのことで、アメリカ航空宇宙局（NASA）が宇宙飛行士たちを食中毒から守るために開発した衛生管理の手法です。

既存添加物 （きぞんてんかぶつ）

食品添加物のうち、天然添加物として使用実績が認められ、品目を指定されたものをいいます。

逆性石けん （ぎゃくせいせっ―）

一般の石けんとは異なり、殺菌力が強いため、消毒薬として使用されている無味無臭の石けんです。ただし、一般の石けんと混ぜると効果がなくなります。

キャリーオーバー

微量で影響が起きないため、表示を免除される食品添加物のことです。

空気遮断法 （くうきしゃだんほう）

食品の変質防止方法の1つです。食品をびんや缶など気密性のある容器の中に入れ、空気を抜いて保存する方法です。

燻煙法 （くんえんほう）

食品の変質防止方法の1つです。食品に防腐作用のある煙の成分を染み込ませて、微生物の活動を抑えて保存する方法です。

好気性菌 （こうきせいきん）

酸素がないと生育できない細菌のことです。なお、酸素が少ない状態で生育する菌を「微好気性菌」といい、酸素があると生育しない菌は「嫌気性菌」と呼ばれます。

抗菌 （こうきん）

微生物の発生・生育・増殖について阻止または抑制することです。

交配技術 （こうはいぎじゅつ）

より優れた農産物を育成するために、さまざまな品種を掛け合わせることによって、人工的に遺伝子組換えを行う技術です。

高病原性鳥インフルエンザ （こうびょうげんせいとり―）

鳥インフルエンザのことで、高熱・呼吸器症状を引き起こし、致死率が高いことが特徴のウイルスです。鳥からヒトへの感染はまれです。

５S活動 (ごえすかつどう)

「整理、整頓、清掃、清潔、躾（習慣づけ）」の５つの頭文字です。「洗浄」と「殺菌」を加えると「７S活動」となり、食品製造工場などが衛生管理のために実践しています。

小型球形ウイルス (こがたきゅうけい―)

食中毒の原因の１つです。食品衛生法に食中毒原因物質として追加されたのち、名称が「ノロウイルス」と変更されています。

コロナ19 (―じゅうきゅう)

2020年から多くの感染者、さらには多くの死者を世界中で出した感染症を引き起こすウイルスで、正式名称を「COVID-19（コヴィッド ナインティーン）」といいます。

細菌 (さいきん)

食中毒の原因の１つです。原因が判明した食中毒全体の30％程度を占めています。

細菌が増殖する３条件 (さいきん―ぞうしょく―さんじょうけん)

温度・湿度・栄養素の３つです。
- ●温度………大部分は30～40℃程度がもっとも増殖しやすい。
- ●湿度………水分を多く含む食品ほど増殖しやすい。
- ●栄養素……たんぱく質（アミノ酸）、糖類、ビタミンなどで増殖する。

細菌性食中毒 (さいきんせいしょくちゅうどく)

食品中に混入した細菌によって発生する食中毒のことで、大別して「感染型」と「毒素型」の２つに分けられ、毒素型は、さらに「食品内毒素型」と「生体内毒素型」に区分できます。

細菌性食中毒予防の３原則
(さいきんせいしょくちゅうどくよぼう―さんげんそく)

「細菌をつけない（清潔）」「細菌を増やさない（迅速）」「細菌を殺す（加熱）」の３つです。

細菌を殺す (さいきん―ころ―)

細菌性食中毒予防の３原則の１つである「加熱」を別の言葉によって表現したものです。

細菌をつけない（さいきん―）

細菌性食中毒予防の３原則の１つである「清潔」を別の言葉によって表現したものです。

細菌を増やさない（さいきん―ふ―）

細菌性食中毒予防の３原則の１つである「迅速」を別の言葉によって表現したものです。

殺菌（さっきん）

細菌やウイルスといった微生物を死滅させることです。広い意味では、洗浄、消毒、除菌、滅菌、静菌も殺菌に含まれます。衛生管理のための「７Ｓ活動」の１つでもあります。

さらし粉（―こ）

水酸化カルシウムに塩素を吸収させて作る漂白剤のことです。カルキとも呼ばれます。

サルモネラ菌（―きん）

細菌性食中毒の原因となる細菌のうち、感染型に分類されるものの１つです。家畜、ニワトリ、ペットなどの腸内に存在し、熱に弱いという特徴があります。肉、鶏卵などが主な原因食品です。

酸化型変敗（さんかがたへんぱい）

食品の変敗の一種です。空気に触れるところに放置されたり、直射日光に当たったり、揚げ物のかすが混入したりすることが原因となります。

残留農薬基準（ざんりゅうのうやくきじゅん）

主な食品中の農薬の有無または許容量を定めたものです。基準が設定されていない農薬が農産物に残留していても規制できないことから、「ポジティブリスト制度」が導入されました。

紫外線照射法（しがいせんしょうしゃほう）

食品の変質防止方法の１つです。食品を天日に干したり紫外線殺菌灯の下に置いたりして、表面を殺菌して保存する方法です。

糸状菌（しじょうきん）

有害微生物の１つである糸状の菌糸をもつ菌類の通称で、一般に「カビ」といわれるものです。

躾（しつけ）

衛生管理のための「５Ｓ活動」の１つで、「衛生管理に関する教育や研修、指導を行い、習慣づけること」です。

指定添加物（していてんかぶつ）

安全性と有効性が確認され指定された添加物のことをいいます。

煮沸殺菌（しゃふつさっきん）

火にかけて煮立てる殺菌方法で、耐熱性のある調理器具や容器、布巾などを煮沸して、消毒や殺菌をすることで、煮沸消毒ともいいます。

熟成（じゅくせい）

温度、湿度、時間、条件などの外的環境によって、食品のうま味や風味を増加させることです。

消化器系伝染病菌（しょうかきけいでんせんびょうきん）

有害微生物の１つで、赤痢菌、腸チフス菌、パラチフス菌、コレラ菌があげられます。

消毒（しょうどく）

微生物を殺菌したり、滅菌したりすることで、感染力のない安全な状態にすることです。アルコール消毒、日光消毒、煮沸消毒などがあります。

除菌（じょきん）

有害微生物を除去することです。濾過、沈殿などの方法があります。

食中毒（しょくちゅうどく）

食中毒の原因となる細菌・ウイルス・カビが付着した食品や、有毒な物質や有害な物質が含まれた食品を食べることによって、腹痛や下痢など急性の健康被害が起きることです。「食あたり」と呼ばれることもあります。

食中毒菌（しょくちゅうどくきん）

有害微生物の１つで、枯草菌、馬鈴薯菌、プロテウス菌、セラチア菌、大腸菌などがあげられます。

食中毒予防（しょくちゅうどくよぼう）

食品の中に食中毒菌がいても、食中毒を引き起こす量まで増えなければ食中毒は発生しません。食中毒を予防するためには、細菌性食中毒予防の3原則と場面ごとの予防が大切です。

食品添加物（しょくひんてんかぶつ）

食品衛生法上、製造の過程または加工・保存の目的で、「食品に添加、混和、浸潤その他の方法によって使用する物」と定義されています。

食品添加物の使用目的（しょくひんてんかぶつ－しようもくてき）

「食品の保存性を高める、食品の風味や外観をよくする、食品の製造上欠かせない／作業効率を高める、食品の品質を向上させる、食品の栄養価を高める」などがあります。

食品内毒素型（しょくひんないどくそがた）

食品内で原因菌が増殖し、産生された毒素を摂取することが原因で起こる食中毒です。

植物性自然毒（しょくぶつせいしぜんどく）

食中毒の原因となる有毒成分のうち、植物から発生するもののことで、毒キノコ（アマトキシン）、ジャガイモの芽（ソラニン）、青梅（アミグダリン）、トリカブト（アコニチン）などがあります。

除草剤耐性（じょそうざいたいせい）

遺伝子組換えの目的の1つで、特定の除草剤に対する抵抗力をもった遺伝子を組み込み、除草剤と組み合わせます。これにより、効率的な雑草の除去が可能となります。

新型インフルエンザ（しんがた－）

高病原性鳥インフルエンザ（H5N1）について人への感染例が報告され（世界保健機関）、また、A型豚インフルエンザ（H1N1）が世界的に大流行し多くの感染者・死者を出しました。これらは大きな脅威として問題視され、「新型インフルエンザ」と呼ばれるようになりました。

迅速（じんそく）

細菌性食中毒予防の3原則の1つです。購入した食品はすみやかに冷蔵庫に入れ、調理は手早く、調理後はできるだけ早く食べるようにします。

静菌（せいきん）

微生物の活動を抑え、それ以上に繁殖させないようにすることです。冷蔵、冷凍などがあります。

清潔（せいけつ）

●細菌性食中毒予防の３原則の１つです。新鮮な食材を使った衛生的な調理、手洗いの励行、清潔な調理器具が必要です。

●５Ｓ活動の１つです。洗濯またはクリーニングした衣類を着用し、身だしなみを整えることを心がけます。

●QSCの１つです。店内の清掃、衛生管理を行います。

清掃（せいそう）

衛生管理のための「５Ｓ活動」の１つで、「調理台、調理器具からゴミやほこりを取り除くこと」です。

生体内毒素型（せいたいないどくそがた）

摂取した原因菌が腸管内で増殖し、毒素を産生することが原因で起こる食中毒です。

整頓（せいとん）

衛生管理のための「５Ｓ活動」の１つで、「必要なものは決められた場所に置き、使用したら元の場所に戻すこと」です。

生物学的危害（せいぶつがくてききがい）

HACCP（危害分析重要管理点）が示す危害の１つで、食中毒菌といった、病原微生物、腐敗微生物、変敗微生物、寄生虫などによる危害のことです。

整理（せいり）

衛生管理のための「５Ｓ活動」の１つで、「必要なものと不必要なものを分け、不必要なものを取り除くこと」です。

セレウス菌（―きん）

細菌性食中毒の原因となる細菌のうち、「食品内毒素型：嘔吐型」および「生体内毒素型：下痢型」の２つに分類されます。土壌、水中、ほこりなどに芽胞の形で存在し、農作物などを汚染します。

セレウリド

細菌性食中毒のセレウス菌における「嘔吐型」食中毒の毒素名です。

洗浄 (せんじょう)

食器、調理器具、手指、食品などの汚れや有害物質を水や洗浄剤で取り除くことで、石けん洗浄などがあります。衛生管理のための「7S活動」の1つでもあります。

洗浄剤 (せんじょうざい)

食品衛生法により、次のような成分規格と使用基準の定めがあります。
- 毒性がないこと
- 食品を変質させないこと
- 食品の食材中に浸透したり、吸着・残留がないこと
- 少量で効果があること

全頭検査 (ぜんとうけんさ)

BSE対策として、日本では、食肉処理をされるすべての牛を対象とした全頭検査を行っていましたが、2017年4月からは、健康な牛のBSE検査は廃止となりました。

潜伏期間 (せんぷくきかん)

病原菌が体内へ侵入してから食中毒を発症するまでの期間です。

ダイオキシン類 (―るい)

強い毒性をもつ有機塩素化合物です。ゴミの焼却によって大気中に排出され、植物や土壌・水・底泥などを汚染します。さらに、プランクトンや魚介類に取り込まれた自然界の食物連鎖により、人間に蓄積されるといわれています。

代謝物質 (たいしゃぶっしつ)

生体内で行われる物質の化学変化にともなう過程でつくり出される中間生産物や、最終的につくり出される最終生成物をいいます。

立て塩 (た―しお)

食品を食塩水に漬けて保存する方法です。

腸炎ビブリオ (ちょうえん―)

細菌性食中毒の原因となる細菌のうち、感染型に分類されるものの1つです。海水（塩分）を好み、塩分3～5％で成長します。一方、真水や加熱に対する抵抗力が弱いという特徴があります。主な原因食品は生鮮魚介類です。

腸管出血性大腸菌 (ちょうかんしゅっけつせいだいちょうきん)

細菌性食中毒の原因となる細菌のうち、毒素型に分類されるものの1つです。食中毒による症状が赤痢と見分けがつきにくく、人から人に感染することがあるため、集団食中毒を引き起こしやすいという特徴があります。

漬物法 (つけものほう)

塩を用いた塩漬けのほか、砂糖や酢、粕、味噌などに漬け込んで食品を保存する方法のことです。

手洗い (てあら―)

衛生管理の基本です。正しい手洗いの方法は、次のとおりです。
①水で手を濡らし石けんをつける。
②手全体、指、指と指の間、指先をハンドブラシで洗う。
③石けんを水で洗い流す。
④逆性石けん液をつけもみ洗いする。
⑤水ですすぐ。
⑥ペーパータオルまたは温風器で水気をとる。

低温法 (ていおんほう)

低温下では有害微生物の活動が鈍くなることから、温度を下げて保存する方法です。

天然香料 (てんねんこうりょう)

動植物から抽出された食品への着香目的で使用される添加物のことをいいます。

動物性自然毒 (どうぶつせいしぜんどく)

食中毒の原因となる有毒成分のうち、動物から発生するもののことで、フグ毒（テトロドトキシン）、貝毒（テトラミン）などがあります。

トレーサビリティ

生産流通履歴情報把握システムのことです。「トレース（追跡）」と「アビリティ（可能・できる）」を合わせた言葉で、「追跡可能」と訳されます。

NASA（なさ）

アメリカ航空宇宙局のことです。食品の安全性を追求した衛生管理の手法としてHACCP を開発しました。

7S活動（ななえすかつどう）

近年、食品製造工場などでは、衛生管理のための「5S活動」に、「洗浄」「殺菌」の2つを加えた「7S活動」の取り組みが行われています。

ノロウイルス

食中毒の原因の1つです。生ガキなどの貝類に発生します。以前は「小型球形ウイルス」と呼ばれていました。

HACCP（はさっぷ／はせっぷ）

食品の安全性・健全性・品質を確保するための計画的な監視システムです。「Hazard Analysis Critical Control Point」の略で、「危害分析重要管理点」と訳されます。「HA（Hazard Analysis）」（危害分析）とは、食品の原材料の生産から最終消費者に至るまでの各段階で発生するおそれのある微生物危害について調査することです。「CCP（Critical Control Point）」（重要管理点）とは、危害を防除するための管理基準を指します。

パスチャライズ

低温長時間殺菌された牛乳です。熱処理による成分の変性が少ないため、消費期限が表示されます。

発酵（はっこう）

食品の化学変化の1つで、微生物の作用によって食品中の有機化合物が分解され、ほかの化合物になることです。

発酵食品（はっこうしょくひん）

カビや酵母、細菌類などの食用微生物を利用した加工食品を発酵食品といいます。

パンデミック

感染症の世界的な大流行のことで、人類の大きな脅威となっています。

BSE（びーえすいー）

「Bovine Spongiform Encephalopathy」の頭文字で、「牛海綿状脳症」と訳されます。
牛の脳に異常プリオンが蓄積されることによって脳がスポンジ状となり、異常行動をと
るなどの神経症状が引き起こされるものです。

ヒスタミン

鮮度が低下した魚介類やその加工品を食べることによって引き起こされる食中毒の原因
物質です。

病原性大腸菌（びょうげんせいだいちょうきん）

細菌性食中毒菌の1つで、「腸管出血性大腸菌」は病原性大腸菌の一種です。

物理的危害（ぶつりてききがい）

HACCP（危害分析重要管理点）が示す危害の1つで、金属片のような異物の混入など
による危害のことです。

腐敗（ふはい）

食品の化学変化のうち、食品中のたんぱく質が微生物の酵素作用によって分解され、食
用に適さなくなることをいいます。つまり、腐った状態のことです。

腐敗細菌（ふはいさいきん）

有害微生物（消化器系伝染病菌、食中毒菌、糸状菌）などのことです。

プリオン

牛海綿状脳症（BSE）を引き起こす病原性たんぱく質のことで、神経細胞の細胞膜に存
在し、異常プリオンが神経組織に蓄積することによってBSEを発症します。

ベロ毒素（－どくそ）

腸管出血性大腸菌が菌体外に産生するたんぱく質性毒素で、激しい腹痛・下痢・血便な
どを引き起こします。

変質（へんしつ）

食品の化学変化のうち、食品の鮮度が失われ、外観や内容に変化が生じることをいいます。食品の変質は、「化学作用によるもの」「物理作用によるもの」「微生物の繁殖によるもの」の3つに分けられます。

変敗（へんぱい）

食品の化学変化のうち、油脂が劣化して、食用に適さなくなることをいいます。異臭がしたり、粘り気が出たり、色や味が悪くなったりします。

放射線照射法（ほうしゃせんしょうしゃほう）

食品の変質防止方法の1つです。放射線を照射して保存する方法です。ジャガイモの発芽防止の目的にのみ認められています。

ポジティブリスト制度（―せいど）

国内外で使用されている農薬のほとんどすべてについて基準を設定し、その基準値を超える食品の流通を禁止できる制度です。

ポストハーベスト農薬（―のうやく）

ポストハーベストのポストは「後」、ハーベストは「収穫」という意味です。穀物や果実をカビや害虫による損害から防ぐために収穫後に使用する農薬のことで、世界で広く認められています。

ボツリヌス菌（―きん）

細菌性食中毒の原因となる細菌のうち、毒素型に分類されるものの1つです。びん詰、缶詰、真空パックなどの嫌気性食品に発生します。毒性は非常に強い一方、熱に弱いという特徴があります。

マイコトキシン

ピーナッツなどのカビの産生にともなう有毒物質であるカビ毒の総称です。

まき塩（―しお）

食品に直接塩をふりかけて保存する方法です。

滅菌（めっきん）

食品や調理器具などに付着している微生物をほとんど死滅させ、ほぼ無菌の状態にすることです。

有益微生物（ゆうえきびせいぶつ）

微生物のうち人間や動植物が生きていくために、直接または間接に役立つものです。

有害微生物（ゆうがいびせいぶつ）

微生物のうち毒素を生成し、人間や動植物の病気を引き起こす原因となるもので、腐敗細菌が代表格です。

ロングライフ牛乳（－ぎゅうにゅう）

超高温短時間殺菌し、無菌の状態で充填された牛乳です。室温で約3カ月保存できます。

食マーケットに関する用語

アイドルタイム

仕事（作業）を行う際、その作業に必要な情報や指示がない時間（手待時間）のことで、一般的に顧客数（来客数）が少ない時間帯のことをいいます。これに対して、顧客数がもっとも多く、売上が一番高い時間帯のことを「ピークタイム」といいます。

アイランド陳列（－ちんれつ）

目玉商品、季節商品、催事商品などを店舗内の通路中央部分（島）に平台などを使って陳列する売場配置のことで、「島陳列」ともいいます。

アウトレットストア

メーカーや卸売業者、小売業者が自社製品の在庫処分をする販売店です。

粗利益（あらりえき／そりえき）

売上総利益のことで、売上から売上原価を差し引いた金額をいいます。

EOSシステム（いーおーえす－）

「Electronic Ordering System」の頭文字です。スーパーマーケットやコンビニエンスストアなどの受発注業務の効率化のため、POS システムと連携した企業間のオンライン受発注システムです。

委託販売（いたくはんばい）

日本の商慣行の１つで、メーカーや卸売業者などが商品を小売業者に渡して販売してもらう方法です。

一括物流（いっかつぶつりゅう）

流通手段の１つで、チェーンストアの物流センターなどに商品を一括して運ぶ方法です。

一店一帳合制（いってんいっちょうあいせい）

日本の商慣行の１つで、ブランド力のあるメーカーが小売業者に対して商品を特定の卸売業者以外から仕入れられないようにする制度です。

イニシャルフィ

フランチャイズチェーンの契約上、加盟店（フランチャイジー）が本部（フランチャイザー）に支払う加盟料のことです。

インストアマーキング

生鮮食品など製造・出荷段階でバーコードを印刷できない商品も POS システムで管理できるよう、自社でバーコードを印刷することです。

インターネット取引（ーとりひき）

インターネット上で商品の取引を行うことですが、パソコンだけでなく、携帯電話やスマートフォンなどの普及と技術の進歩によって、「ネット通販」という新しい市場が急成長しています。

内食（うちしょく）

食事の３形態の１つで、家庭内で作られた料理を家庭内で食べる形態（家庭内食）です。

売上原価（うりあげげんか）

売上高に対する食材などの直接原価のことで、商品の「製造原価」または「仕入原価」をいいます。

売上高（うりあげだか）

商品やサービスを提供したことによる営業収入の金額をいいます。

売れ筋商品（うーすじしょうひん）

よく売れている商品のことです。スーパーマーケットやコンビニエンスストアなどでは、POS システムにより、売れ筋商品の品切れをなくすためのデータ管理をしています。

営業活動戦略（えいぎょうかつどうせんりゃく）

飲食店の経営・管理のうえで、どのように売上と利益を上げていくかを営業活動のレベルから考える戦略です。「Quality（品質）、Service（奉仕）、Cleanliness（清潔）」の３つの視点を用い、「QSC」とも呼ばれています。

ABC分析（えーびーしーぶんせき）

飲食店のメニューメイキングに用いられる手法の１つです。メニューを売上や利益など

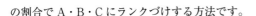

の割合でA・B・Cにランクづけする方法です。

駅ナカ (えき—)

駅の改札内に立地する店舗です。スナック菓子や飲料などを扱う店舗だけでなく、ベーカリーショップ、コンビニエンスストア、スーパーマーケットなど、駅の外の店舗と同等の商品を扱う店舗もあります。

SCM (えすしーえむ)

サプライチェーンマネジメントの頭文字で、物流システムの1つです。自社だけでなく、仕入先・取引先も含め、供給連鎖（サプライチェーン）全体をコントロールします。

エチカ

地下鉄の商業施設である地下街に立地する店舗です。スナック菓子や飲料などを扱う店舗だけでなく、ベーカリーショップ、コンビニエンスストア、スーパーマーケットなどと同等の商品を扱う店舗もあります。

FLコスト (えふえる—)

飲食店のメニューメイキングに用いられる数値の1つです。飲食店の損益への影響が大きい食材原価（F：フード）と人件費（L：レイバー）の合計です。

エンド陳列 (—ちんれつ)

一押し商品や売れ筋商品を、棚の両端（エンド）に陳列し、効果的な演出や展開を可能にする売場配置のことです。

オープン価格 (—かかく)

メーカーが小売価格を設定せず、小売業者が販売価格を自由に決定した価格です。

押し付け販売 (お—つ—はんばい)

日本の商慣行の1つで、百貨店や大手小売業者が、優越的な地位を利用して、納入業者に商品を買わせる方法です。独占禁止法で禁止されている取引です。

卸売業者 (おろしうりぎょうしゃ)

生産者からモノを仕入れて、小売業者（または他の卸売業者）などに販売します。食品問屋、酒類卸売業者、卸売市場の荷受会社、メーカーの代理店・販売会社、商社などが含まれます。

卸売業者の機能 （おろしうりぎょうしゃ－きのう）

卸売業者は流通の4つの機能（商流機能、物流機能、金融機能、情報機能）のすべてをもっています。間接流通において生産者と小売業者との間に複数の卸売業者を挟む場合には、生産者に近いほうから「一次卸」、「二次卸」と呼ばれます。

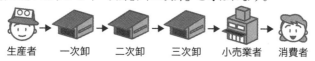

生産者　　一次卸　　二次卸　　三次卸　　小売業者　消費者

卸の中抜き （おろし－なかぬ－）

流通経路のうち、生産者と消費者が直接取引（直接流通）を行うルートのことです。

外食 （がいしょく）

食事の3形態の1つで、家庭の外で作られた料理を家庭の外で食べる形態です。

価格戦略 （かかくせんりゃく）

マーケティングの4Pの「Price」を指します。

仮想商店街 （かそうしょうてんがい）

コンピューターネットワーク上に、売り手が商品を掲示し販売する形態です。「バーチャルモール」とも呼ばれます。

カテゴリーキラー

ある特定の分野（カテゴリー）を扱い、豊富な品ぞろえとともに低価格が強みで、スーパーマーケットや百貨店といったほかの業態の売場を閉鎖に追い込む存在（キラー）である大型小売店です。

川上 （かわかみ）

流通経路を生産者から消費者へと流れる川に見立てた場合の生産者を指します。

川下 （かわしも）

流通経路を生産者から消費者へと流れる川に見立てた場合の消費者を指します。

川下戦略 （かわしもせんりゃく）

消費者への販売戦略のことです。流通を川の流れにたとえて、生産者側を「川上」、消

費者側を「川下」とした考え方です。また、卸売業者や小売業者を「川中」と呼ぶことがあります。

川中 (かわなか)

川上、川下に対して卸売業者や小売業者を指します。

間接原価 (かんせつげんか)

人件費、家賃、水道光熱費、消耗品費、販促費、減価償却費など、材料以外にかかる費用のことです。

間接流通 (かんせつりゅうつう)

流通経路のうち、小売業者から消費者に商品を販売する方法です。

かんばん方式 (−ほうしき)

トヨタ自動車が「ムリ、ムダ、ムラ」を排除するために確立した生産管理方式です。「必要なときに、必要なものを、必要なだけ」供給し、在庫の徹底的な削減をめざすものです。

関連陳列 (かんれんちんれつ)

関連した商品を隣接陳列することにより、「ついで買い」や「買い忘れ防止」効果を高める陳列方法です。

機会損失 (きかいそんしつ)

商品が陳列されていれば売れていたのに、欠品などが原因で売ることができず、売上が減少すること（売り損じ）です。「チャンスロス」ともいいます。

客単価 (きゃくたんか)

顧客が1回の買い物や飲食で支払った、平均金額のことです。

QR (きゅーあーる)

クイックレスポンスの頭文字です。製造から販売までのすべてのムダを取り除き、削減したコストを販売価格の引下げなどによって消費者に還元していくことです。

QSC (きゅーえすしー)

飲食店の経営・管理のうえで、「営業活動戦略」として用いられる「Quality（品質）、

Service（奉仕）、Cleanliness（清潔）」の3つの視点です。

QOL（きゅーおーえる）

「Quality of Life」の頭文字で、「生活の質」と訳されます。生活について物質的な面からだけではなく、精神的な豊かさや満足度も含めてとらえる考え方です。

供給連鎖（きょうきゅうれんさ）

「サプライチェーン」の訳です。ある製品が、原料の段階から消費者の手に届くまでの全過程のつながりのことをいいます。

業種（ぎょうしゅ）

店や事業などについて、どのような商品を売っているかという取り扱い商品やサービスの種類によって分類したものです。

業態（ぎょうたい）

店や事業などについて、どのような売り方をするかという営業形態（略して「業態」）によって分類したものです。

共同配送（きょうどうはいそう）

配送によるコストやロスを解消するために、メーカー各社の商品を混載して、小売業者まで一緒に配送するシステムです。

金融機能（きんゆうきのう）

流通の4つの機能の1つで、商品代金の立替え、商品代金の回収を行う役割のことです。

クイックレスポンス

製造から販売までのすべてのムダを取り除き、削減したコストを販売価格の引下げなどによって消費者に還元していくことです。「QR」とも呼ばれます。

空間的ギャップ（くうかんてき―）

生産と消費の間に生じるギャップのことで、生産場所と消費場所が違うことによって起こることをいいます。

グランドメニュー

常時食材をそろえ、固定して販売されるメニューで、「定番メニュー」のことです。

グリーンロジスティックス

窒素酸化物や二酸化炭素の削減など環境に配慮したうえで、材料の調達、輸配送、廃棄、リサイクルまでをトータルに考えていくという物流システムです。「静脈物流」とも呼ばれます。

欠品 (けっぴん)

発注ミスや補充忘れなどで商品が陳列棚（ゴンドラ）にない状態や、発注した商品がまだ入荷されていない状態をいいます。

交通系ICカード (こうつうけいあいしー)

鉄道事業社が発行しているICカードのことです。

小売業者の機能 (こうりぎょうしゃーきのう)

小売店は、POSシステムによるリアルタイムの商品情報を分析することで、売れ筋商品をつかみ、自社の販売戦略に役立てることはもちろん、メーカーにフィードバックすることができます。また、POSシステムによる管理情報を分析・加工して、メーカーに新商品の企画・開発・生産に役立つ情報を提供したり、消費者にレシピ紹介や地域の食育活動の啓蒙を行うなどのサービスも行っています。

小売業の経営形態 (こうりぎょうーけいえいけいたい)

小売業に見られる経営形態は、一般的に「レギュラーチェーン」「フランチャイズチェーン」「ボランタリーチェーン」の3つに分類されています。

顧客満足度 (こきゃくまんぞくど)

顧客がどのくらい満足しているかを測る数字で、「CS（Customer Satisfaction）」の訳です。

個食 (こしょく)

ライフスタイルなどの違いで家族そろっての食事ができず、個別に食事をすることや、家族一緒に食事をしてはいても、食事の内容は別々のことをいいます。また、食物アレルギーなどの事情により別々の料理を食べざるを得ないこともあります。

孤食 (こしょく)

1人で食べる食事を自らが望むことで、家族が在宅していても、一緒に食事をしない場

合や、単身者世帯（特に高齢者）の増加にともなう「一緒に食事をする人がいない」＝「望んでいないのに1人で食事を摂らざるを得ない」という孤独な食事のことをいいます。

固定費（こていひ）

資本設備を一定としたとき、生産量の変化に関係なく発生する費用のことです。

コンビニエンスストア

便利（コンビニエンス）を売りにした小売店で、大部分がフランチャイズチェーンに加盟しています。

先入先出陳列（さきいれさきだしちんれつ）

日配品などを、消費期限の日付が古いものが前もしくは上、日付の新しいものが後ろまたは下にくるように陳列する売場配置のことです。

サッカー

レジカウンターでの会計時に店員が商品を袋詰めしてくれるサービスのことです。

サプライチェーンマネジメント

物流システムの1つで、自社だけでなく、仕入先・取引先も含め、供給連鎖（サプライチェーン）全体をコントロールします。「SCM」とも呼ばれます。

時間的ギャップ（じかんてき―）

生産と消費の間に生じるギャップのことで、主に生産と消費の時間が違うことによって起こることをいいます。

自動販売機（じどうはんばいき）

無店舗小売業の1つで、屋内外に設置された無人の機械から、消費者がセルフサービスで購入する形態をとります。

死に筋商品（し―すじしょうひん）

計画した売上予測よりも極端に売れず、これ以上は販売しないと判断された陳列棚（ゴンドラ）から外される（棚落ちする）商品です。

島陳列（しまちんれつ）

目玉商品、季節商品、催事商品などを、店舗内の通路の中央部分（島）に平台などを使

って陳列する売場配置のことです。

ジャストインタイム

かんばん方式を物流に取り入れたシステムです。食品業界では、主にコンビニエンスストアに代表されるフランチャイズチェーンの納入業者間で採用されています。

JANコード（じゃん—）

JANとは、「Japan Article Number」の略で、商品に印刷されたバーコードのことです。

ジャンブル陳列（—ちんれつ）

カゴやワゴンに投げ込んだままの状態のように見せて陳列する方法です。

商慣行（しょうかんこう）

メーカー、卸売業者、小売業者の利益を保護するための日本独特の取引ルールです。

商圏（しょうけん）

店舗に集客できる地理的な範囲のことです。

消費者起点流通（しょうひしゃきてんりゅうつう）

「売れるものを、売れるときに、売れる数だけ納品する」という流通形態のことをいいます。

消費生活協同組合（しょうひせいかつきょうどうくみあい）

安全・安心な商品の供給を目的とし、組合員が共同で購買を行う小売店です。「生協」や「コープ」とも呼ばれています。

商品計画（しょうひんけいかく）

マーケティングの4Pの「Product」を指します。

商品陳列（しょうひんちんれつ）

顧客の目を引き、商品に興味や関心をもってもらい、最終的に購買の意思決定に導くための重要なものです。

商品添付制度（しょうひんてんぷせいど）

日本の商慣行の1つで、小売店向けの販売促進として、注文の数量に上乗せして商品を

納品する制度です。

情報機能 (じょうほうきのう)

流通の4つの機能の1つで、商品の売れ筋・死に筋情報、マーケット情報、新商品情報などを提供する役割のことです。

静脈物流 (じょうみゃくぶつりゅう)

グリーンロジスティックスのことで、窒素酸化物や二酸化炭素の削減など環境に配慮した物流システムです。

商流機能 (しょうりゅうきのう)

流通の4つの機能の1つで、商品の売買取引を行う役割のことです。

食材原価 (しょくざいげんか)

食材原価と人件費の合計を「FLコスト」といい、飲食店のメニューメイキングに用いられる数値の1つです。食材原価は、一般的に売上の30〜35%程度が理想とされています。

食事の3形態 (しょくじ−さんけいたい)

「内食、外食、中食」の3つの形態です。食事の形態は、外食産業や中食産業の発展やライフスタイルの多様化によって変化しています。

食生活の変化 (しょくせいかつ−へんか)

外食産業や中食産業の発展やライフスタイルの多様化といった社会構造の変化により、食事形態や提供されるサービスに変化が起きました。

ショッピングセンター

百貨店とスーパーマーケットの共同出店など、集客力を上げるために企画から運営まで一貫して計画的に造られた大型小売業の集団施設です。

人件費 (じんけんひ)

食材原価と人件費の合計をFLコストといい、飲食店のメニューメイキングに用いられる数値の1つです。人件費は、一般的に売上の20〜25%程度が理想とされています。

人的ギャップ (じんてき−)

生産と消費の間に生じるギャップのことで、主に生産者と消費者が違うことによって起

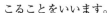

こることをいいます。

垂直陳列（すいちょくちんれつ）

バーチカル陳列のことです。

水平陳列（すいへいちんれつ）

ホリゾンタル陳列のことです。

スーパーバイザー

フランチャイズチェーンの加盟店を巡回し、品ぞろえ、発注、陳列方法、在庫管理、販売員教育など、店舗経営全体の指導や支援を行います。

スーパーマーケット

食料品全般と雑貨などを扱い、セルフサービス形式で大量販売を原則とする小売店です。

生活の質（せいかつ－しつ）

「QOL」のことで、生活について物質的な面からだけではなく、精神的な豊かさや満足度も含めてとらえる考え方です。

制度価格（せいどかかく）

日本の商慣行の１つで、メーカーが、卸売業者や小売業者に対して設定した販売価格のことです。この制度価格の安定化を図ったものが建値制度です。

損益（そんえき）

損は「損失」、益は「利益」で、それぞれ「赤字」や「黒字」などともいわれます。

損益分岐点（そんえきぶんきてん）

飲食店などで、最低利益を得るために売上をどれくらい上げればよいのか、または、目標とする売上を得るためにいくら経費を投資できるかを数値で表し、客観的に判断する指標です。

第一次流通革命（だいいちじりゅうつうかくめい）

1950年代後半の高度経済成長期にともなう大量生産・大量消費の時代によって、流通構造が大きく変化したことを指します。

代理店制度 (だいりてんせいど)

メーカーの商品をメーカーに代わって販売を行う商取引の制度です。商品の販売数に応じて、その報酬として所定の手数料を受け取ることができます。

抱き合わせ販売 (だ－あ－はんばい)

日本の商慣行の１つで、死に筋商品を売れ筋商品に付けて販売する方法です。独占禁止法で禁止されている取引です。

建値制度 (たてねせいど)

日本の商慣行の１つで、制度価格の安定化を図るために、メーカーが一定の取引数量について仕入れ価格を決める制度です。

棚落ち (たなお－)

死に筋商品などが陳列棚（ゴンドラ）から外されてしまうことをいいます。

棚卸 (たなおろし)

決算や整理のために、在庫の商品・食材などの数量や金額を調べることです。

多頻度小口物流 (たひんどこぐちぶつりゅう)

コンビニエンスストアの特徴の１つです。店舗の面積が狭く多くの商品在庫を抱えられない店に対して、頻繁に少量ずつ商品を出荷するしくみです。

チェーンストア

資本や経営方法などが同一であり、鎖のようにつながっている小売店のことです。

チェックデジット

バーコードの構成要素の１つで、印刷の不備や、ゴミ・水などによる劣化が原因となる読み取りミスを検出するための数字です。

チャネル

流通経路のことで、商品が生産者から消費者に渡る道筋をいいます。

帳合商売 (ちょうあいしょうばい)

商品は単独でメーカーから小売店に届けられ、伝票は帳簿上で作成する方法です。企業

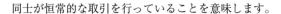

同士が恒常的な取引を行っていることを意味します。

直接流通（ちょくせつりゅうつう）

流通経路のうち、生産者が消費者に商品を直接販売する方法です。

通信販売（つうしんはんばい）

無店舗小売業の1つです。カタログを消費者に配布し、消費者が商品を選び、注文する形態と、テレビやインターネット上で商品を提示し、消費者が商品を選び、注文する形態があります。

ディスカウントストア

食料品、衣類、電化製品、家庭用品などの実用品を中心に、総合的に取りそろえ、「毎日安売り（EDLP；Every Day Low Price）」を実現する小売店です。

定番メニュー（ていばん－）

季節や時間に関係なく、常にある基本的なメニューのことです。「グランドメニュー」ともいいます。

ディンクス（DINKS、でぃんくす）

「Double Income, No Kids」の頭文字を取った言葉（DINKS）です。子どもはもたず、夫婦ともに仕事を続けるというライフスタイルをいいます。

デパートメントストア

各店舗で仕入れを行う独立店舗経営の大規模小売店です。「百貨店」とも呼ばれます。

デパ地下（－ちか）

一般に食品売り場となっているデパートメントストア（百貨店）の地下階をいいます。品ぞろえを充実させ、ホームミールリプレースメントの拡大による集客に力を入れています。

デリカテッセン

サンドイッチや持ち帰り用の西洋総菜を中心に売る飲食店のことをいいます。生活雑貨なども販売して、コンビニエンスストアと同様の役割を果たしているところもあります。

電子マネー (でんし－)

小口支払いがオンラインで行われ、財布を持たないで買い物をしたり、交通機関を利用したりすることができます。

特約店制度 (とくやくてんせいど)

メーカーが自己の製品を主力商品として継続的に販売業者に販売させるための制度です。製造業者は特約店に割り戻し（リベート）などの販売奨励金を与えたり、販売促進を支援するなどし、特約店は販売目標を確保します。

ドラッグストア

医薬品や化粧品、日用雑貨をはじめ食料品も販売しています。健康と美容をコンセプトとし、関連商品の品ぞろえが豊富で低価格を特徴とする小売店です。

中食 (なかしょく)

食事の3形態の1つで、家庭の外で作られた料理を、オフィスや家庭などに持ち込んで食べる形態です。

中食市場 (なかしょくしじょう)

単身世帯や共働きの家庭、高齢者の増加により中食が増え、拡大傾向が続く市場です。コンビニエンスストアやスーパーマーケットなどにより、業態の垣根を越えた競争が起きています。

投げ込み陳列 (な－こ－ちんれつ)

ジャンブル陳列のことです。

日配品 (にっぱいひん)

牛乳、乳飲料、豆腐、納豆など温度管理が必要な食品で、冷蔵状態での流通が必要なものをいいます。

ネット通販 (－つうはん)

通信販売の1つで、Web サイトに商品情報を掲載し、サイト内で受注から決済（支払い）までの一連の購入手続きが行える販売形態です。

農業協同組合 (のうぎょうきょうどうくみあい)

安全・安心な商品の供給と農業経営の安定・向上を目的とし、組合員が共同で購買を行う小売店です。「農協」とも呼ばれています。

バーコード

日本産業規格（JIS）で規格された共通のものが使用されています。「JAN コード」とも呼ばれています。小売店では、商品に印刷されたバーコードを POS システムなどの機械で読み取り、精算業務を行っています。

バーチカル陳列 (ーちんれつ)

同一商品や関連する商品を、最上段から最下段まで縦に陳列（垂直陳列）する売場配置のことです。

ハイパーマーケット

食品にウエイトを置きつつ、生活に必要な商品をすべて網羅する豊富な品ぞろえと価格訴求力をもつ巨大スーパーマーケットです。

派遣店員制度 (はけんてんいんせいど)

日本の商慣行の 1 つで、メーカーが百貨店や大型小売店などの小売業者に、自社商品の販売を手伝うために店員を派遣する制度です。

パワーセンター

同一敷地内にスーパーマーケット、カテゴリーキラー、ディスカウントストアなどが集まった郊外型の大型ショッピングセンターです。

販売協力金 (はんばいきょうりょくきん)

日本の商慣行の 1 つで、小売業者が、卸売業者やメーカーに対して、イベント料や宣伝費などとして要求するお金です。

販売時点情報管理システム (はんばいじてんじょうほうかんりー)

POS システムのことで、商品を単品ごとに管理し、精算時点で商品の種類、仕入価格、販売価格などを集計し、「何が、いくつ、いくらで売れたか」を記録するシステムです。

販売促進 (はんばいそくしん)

売り手が買い手（顧客）に対して商品を購入してもらうために行う活動のことです。

百貨店 (ひゃっかてん)

デパートメントストアのことです。各店舗で仕入れを行う独立店舗経営の大規模小売店です。

物流 (ぶつりゅう)

「物的流通」のことで、メーカーから大量に調達した商品を保管し、小口に分け、包装・加工して小売店へ配送する機能です。

物流機能 (ぶつりゅうきのう)

流通の4つの機能の1つで、商品の輸送、保管、荷役、仕分け、梱包などの役割のことです。

物流業者 (ぶつりゅうぎょうしゃ)

物流の役割を担う倉庫会社や運送会社をいいます。

物流センター (ぶつりゅう―)

商品の保管、仕分け、流通加工、配送などの役割を担います。「流通センター」または「配送センター」とも呼ばれます。

Price (ぷらいす)

マーケティングの4Pのうちの1つで、商品をいくらで売るかをあらゆる側面から考え価格決定することをいいます。「価格戦略」ともいいます。

プライベートブランド

卸売業者や小売業者が独自に企画・生産した商品です。頭文字を取って「PB（Private Brand）」とも呼ばれます。

フランチャイザー

フランチャイズチェーンにおけるチェーンストアの本部のことで、フランチャイジーに商号や商標の使用とともに一定地域内での独占的な販売権を与えます。

フランチャイジー

チェーンストアの1つを任された人や店長、また、その加盟店のことをいいます。加盟店は本部に加盟料や商品売上に応じた経営指導料などを支払うシステムになっています。

フランチャイズチェーン

本部（フランチャイザー）が加盟店（フランチャイジー）を募集して、一定地域内での商標や商号の使用を認めて商権を与える小売業態です。

不良在庫 (ふりょうざいこ)

長期間売れずに在庫になっている商品のことです。賞味期限切れ、季節外れ、流行遅れなどが原因します。

Place (ぷれいす)

マーケティングの4Pのうちの1つです。どのような場所（立地）で、どのような顧客に、どのような動機で、どのような時間帯に利用または購入してもらうのかといった戦略を考えます。「流通戦略」ともいいます。

Product (ぷろだくと)

マーケティングの4Pのうちの1つで、顧客の購買目的や選択性を十分調査し、商品計画を行います。

Promotion (ぷろもーしょん)

マーケティングの4Pのうちの1つです。商品を店に導入して、どのようにして顧客が欲しいと思うように仕向けるかの戦略を考えます。「販売促進」ともいいます。

噴水効果 (ふんすいこうか)

デパ地下で買い物をする目的の消費者が、上階でも買い物をする効果のことをいいます。

変動費 (へんどうひ)

資本設備を一定としたとき、生産量の変化によって変動する費用のことです。

返品制度 (へんぴんせいど)

日本の商慣行の1つで、委託販売で商品が売れ残った場合は、メーカーや卸売業者に返品することができる制度です。

報奨金 (ほうしょうきん)

リベートのことで、「割戻金」とも呼ばれます。

訪問販売 (ほうもんはんばい)

無店舗小売業の1つです。販売員が家庭や職場を訪問し、商品を販売する形態です。

ホームセンター

日曜大工用品やガーデニング用品、ホビー用品などを中心に、生活関連雑貨を豊富にそろえた郊外型の小売店です。

ホームミールリプレースメント

ミールソリューションの手法の1つです。「家庭の食事に代わるもの」という意味で、本来、家庭で作られている食事（Home Meal）をスーパーマーケットやコンビニエンスストア、レストランなどの外食産業や中食産業が代わりに作って提供しようというものです。

ホールセールクラブ

倉庫型店舗構造でロット単位でまとめ買いができる会員制の大量安売販売店です。卸売（ホールセール）だけでなく、小売、法人、個人を問わない会員制です。

POSシステム (ぽすー)

POS は「Point of Sales」の頭文字で、「販売時点情報管理」と訳されます。商品に印刷されたバーコード（JAN コード）を機械で読み取ることで精算業務を行い、さらに、商品別の仕入・販売といった管理ができるシステムです。

POP (ぽっぷ)

「Point of Purchase advertising」の頭文字で、「購買時点の広告」と訳されます。商品陳列に用いられ、店員による手書きのものなども見られます。

ホテイチ

ホテルの1階のことをいいます。施設内レストランの料理などをテイクアウト販売しています。

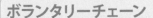

ボランタリーチェーン

独立した中小の小売店などが共同で仕入れ、販売促進、社員教育、商品開発などを行うためのチェーン化を図ることにより、大手に対抗できる力をつけるねらいがあります。

ホリゾンタル陳列 （ーちんれつ）

同一商品や関連する商品を、棚板に横に並べる（水平陳列）売場配置のことです。

マーケティング

消費者のニーズやウオンツを的確につかんで商品計画を立て、もっとも有利な販売経路を選び、販売促進努力によって新たな市場開発を図る活動をいいます。

マーチャンダイザー

ある商品やサービスを最適な場所、時期、価格、数量で市場に提供するため、マーケティング、仕入、販売などついての権限をもつ商品担当者のことです。

マスマーケティング

大量生産・大量消費の時代に行われた、消費者ニーズ把握のためのマーケティング手法です。

窓口問屋制 （まどぐちとんやせい）

一定地域ごとに指定の卸売業者を決めて、ほかの卸売業者の納入商品についても集約するシステムです。指定された卸売業者は物流センターの役割を果たします。

ミールソリューション

食事の問題解決策を提案する手法のことで、食生活アドバイザー®としても重要な役割の1つです。もともとはアメリカのスーパーマーケット業界が、外食産業に奪われた顧客を取り戻すために提唱したマーケティング戦略でした。現在では、売り場自体がミールソリューションの考え方に合わせて変化しています。

無店舗小売業 （むてんぽこうりぎょう）

店舗をもたずに商品を販売する方法で、訪問販売や通信販売などがあげられます。

無店舗販売 （むてんぽはんばい）

通信販売、訪問販売、自動販売機などによる、店舗を通さずに商品の販売を行う販売形

態の総称です。

メーカー希望小売価格（ーきぼうこうりかかく）

日本の商慣行の１つで、小売業者以外のメーカーや代理店などが、自社製品にあらかじめ設定した販売参考小売価格です。

目玉商品（めだましょうひん）

商品広告している中でも、特にその店舗における低価格商品やお買得商品である、「特売品」のことです。

メニューメイキング

「メイキング」は「製造」や「制作」、または「制作過程」という意味で、メニューの計画や価格検討、またはそれらの変更などを行い、飲食店の売上や利益を向上させていくことです。

有店舗小売（ゆうてんぽこうり）

実際に店舗を設けて商品を販売する方法です。デパートメントストア、スーパーマーケット、コンビニエンスストアなどがあげられます。

余暇時間（よかじかん）

労働時間や睡眠時間などを除いた自由に使える時間のことをいいます。

4P（よんぴー）

「Product（商品）、Price（価格）、Place（場所）、Promotion（プロモーション）」の４つの頭文字です。よりよい商品を最適な販売経路と適正な価格で提供するために行うマーケティング手法の１つです。

来店動機（らいてんどうき）

顧客が店に来店する目的のことです。

リードタイム

製造の指示が出てから商品が完成するまでの期間や、注文してから商品が届けられるまでの時間や期間のことです。

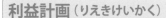

利益計画（りえきけいかく）

営業活動の中でどれだけ利益を上げるかという計画を立てることです。利益を上げるためには、売上高に対する売上原価と経費を最小限度に抑える必要があります。

リピテーション陳列（―ちんれつ）

陳列棚や平置き場に繰り返し（リピート）同じ商品を並べることで、単品であった商品を塊として認識させて、存在感を大きく見せるように陳列する方法です。繰り返し陳列ともいいます。

リベート

日本の商慣行の1つで、メーカーが、自社商品の売上高に応じて卸売業者や小売業者に支払う正当な販売差益以外のお金です。「割戻金」や「報奨金」とも呼ばれます。

流通（りゅうつう）

生産者によって作られたモノ（商品、サービス、情報）などが、消費者に渡るまでの一連の経済活動全般（仲介機能全般）のことです。

流通業者（りゅうつうぎょうしゃ）

生産者と消費者の中間に位置する卸売業者や小売業者をいいます。

流通経路（りゅうつうけいろ）

商品が生産者から消費者に渡る道筋をいいます。直接流通と間接流通に分けられます。「チャネル」とも呼ばれます。

流通戦略（りゅうつうせんりゃく）

マーケティングの4Pの「Place」を指します。

流通の機能（りゅうつう―きのう）

生産と消費の間にある人的ギャップ、時間的ギャップ、空間的ギャップを埋め、生産と消費を結びつけるパイプ役を担います。

両端陳列（りょうはしちんれつ）

エンド陳列のことです。

累計構成比 （るいけいこうせいひ）

各商品の売上の、全体に占める割合のことです。

レギュラーチェーン

1つの本部企業が店舗を増やし、直営店で構成する小売業態です。「チェーンストア」と呼ばれるものは、一般にレギュラーチェーンを指します。

Ready to Eat （れでぃとぅいーと）

ホームミールリプレースメントによる食品の1つです。盛り付けるだけですぐに食べられるものです。

Ready to Cook （れでぃとぅくっく）

ホームミールリプレースメントによる食品の1つです。調理に必要な食材の下ごしらえがされているものです。

Ready to Heat （れでぃとぅひーと）

ホームミールリプレースメントによる食品の1つです。温めるだけですぐに食べられるものです。

Ready to Prepare （れでぃとぅぷりぺあ）

ホームミールリプレースメントによる食品の1つです。必要な食材などが一式詰め合わされているものです。

ロイヤリティ

フランチャイズチェーンの契約上、加盟店（フランチャイジー）が本部（フランチャイザー）に支払う商品売上に応じた経営指導料のことです。

ロジスティックス

物流システムの1つで、輸送だけでなく、保管や包装、荷役などの業務までを含めた総合的なシステムを戦略的にとらえて管理するシステムのことです。もともとは「兵站（へいたん）」という意味の軍事用語です。

割戻金 （わりもどしきん）

リベートのことです。「報奨金」とも呼ばれます。

ワントゥワンマーケティング

買い手側の注文や好みに合わせた商品やサービスの提供をするため、1人ひとりにターゲットを合わせたマーケティング手法です。

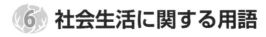
⑥ 社会生活に関する用語

ISO（あいえすおー）

「International Organization for Standardization」の略で、「国際標準化機構」と訳されています。また、頭文字の「IOS」ではなく、「ISO」であるのは、ギリシャ語で平等を意味する「isos」が起源であるといわれています。

IT（あいてぃー）

「Information Technology」の略で、コンピュータやインターネットに関連する技術の総称です。

悪質商法（あくしつしょうほう）

契約上のトラブルに巻き込まれやすい、または、トラブルが起きやすい販売方法の総称で使用される言葉です。

アパレル製造小売専門店（ーせいぞうこうりせんもんてん）

自社で製造・販売を行う製造小売業のことで、「SPA」とも呼ばれます。たとえば、衣類メーカーなどが自社で独自のコンセプトにもとづいて商品を企画・開発し、生産・管理・流通・店舗開発・販売などを一貫して行うというものです。

アポイントメントセールス

トラブルが起きやすい販売方法の1つです。「あなたが選ばれました」「プレゼントが当たりました」などと電話をし、喫茶店や営業所などに呼び出し、商品やサービスを購入させます。

ESG（いーえすじー）

環境（E：Environment）、社会（S：Social）、統治（G：Governance）の頭文字を合わせた言葉で、企業が長期的に成長するためには、ESGの3つの観点が必要であるという考え方です。

eコマース（いーー）

電子商取引のことで、身近なものとしては、オンラインショッピング（ネットショッピング）などのインターネット取引があります。

イブニングケア

安らかな入眠を促すためにベッド（寝床）を整えたり、排泄や洗面などを介助したりする福祉サービスです。

インテグレーション

社会福祉サービスの利用者が、差別なく地域社会と密着して生活できるように援助したり、その問題解決に当たることです。

インフォームドコンセント

医師が患者に病状や治療方法などを説明し、患者から治療の同意を受けることです。

インフレーション

「インフレ」ともいわれ、「消費者物価」や「企業物価」などの物価指数が持続的に上昇していく状態のことです。

牛の個体識別のための情報の管理及び伝達に関する特別措置法 （うし－こたいしきべつ－じょうほう－かんりおよ－でんたつ－かん－とくべつそちほう）

「牛肉トレーサビリティ法」と略されます。日本で生まれた牛ならびに国産牛に 10 桁の個体識別番号をつけて、その番号を伝達することを義務づけた食肉に関する法律です。

栄養バランスの崩壊 （えいよう－ほうかい）

食料自給率の低下と同様に欧米型の食生活がもたらした変化の 1 つで、脂肪の過剰摂取、鉄分やカルシウムの不足などがあげられます。これらの問題を解決するためにも、日本の伝統的な食生活を農業・漁業のあり方などとともに、総合的に再認識することが不可欠です。

SF 商法 （えすえふしょうほう）

トラブルが起きやすい販売方法の 1 つです。会場に人を集め、日常品を無料または安価で配って雰囲気を盛り上げ、最終目的である高額な商品を売りつけるといった例があります。「SF」とは「新製品普及会」の「新」と「普」の頭文字です。

SDGs （えすでぃーじーず）

「Sustainable Development Goals」の略で、「持続可能な開発目標」と訳されています。SDGs はサステナビリティのために何をすべきかを具体的に示したものであり、2015 年

9 月の国連サミットで採択された「持続可能な開発のための 2030 アジェンダ」に記載された 17 の目標と 169 のターゲットからなります。

SPA（えすぴーえー）

「Speciality Store Retailer of Private Label Apparel」の頭文字で、「アパレル製造小売専門店」と訳されます。自社で製造・販売を行う製造小売業のことです。

FSP（えふえすぴー）

「Frequent Shopper Program」の頭文字で、小売店が行う「ポイント制度」のことです。顧客が買い物をするときにポイントが発生し、ポイントに応じたサービスを行います。

円高（えんだか）

円の価値が相対的に高くなることです。たとえば、為替レートが「1 ドル＝ 100 円」から「1 ドル＝ 90 円」になる（これまで、1 ドルの商品を買うのに 100 円必要だったものが、同じ商品を 90 円で買うことができる）ような経済状況（円の価値が高い状況）をいいます。

円安（えんやす）

円の価値が相対的に低くなることです。たとえば、為替レートが「1 ドル＝ 100 円」から「1 ドル＝ 110 円」になる（これまで、1 ドルの商品を 100 円で買えたものが、同じ商品を買うのに 110 円必要になる）ような経済状況（円の価値が低い状況）をいいます。

OECD（おーいーしーでぃー）

「経済協力開発機構」のことです。

送りつけ商法（おく―しょうほう）

トラブルが起きやすい販売方法の 1 つです。注文していないのに商品を一方的に送りつけ、返品したり、「購入していない」という意思を示さない限り、購入を承諾したものとして商品代金を請求してきます。

オレオレ詐欺（―さぎ）

振り込め詐欺の 1 つの手口で、電話を利用して「オレだよオレ」ということに由来した名称です。

オンラインショッピング

e コマース（電子商取引）の 1 つで、「ネットショッピング」とも呼ばれます。

価格（かかく）

市場に出まわっているモノの値段のことで、需要と供給の関係によって変動します。

価格重視（かかくじゅうし）

商品やサービスを購入する際に、価格を購入決定の一番の要因とすることです。

価格破壊（かかくはかい）

消費者の低価格志向にともなう、ディスカウントストアなどの躍進、安い輸入品の増大などによって、メーカー主導型の価格体系が崩れることをいいます。

架空請求詐欺（かくうせいきゅうさぎ）

詐欺手法の 1 つで、購入していない商品などの請求書を送りつけて、指定した口座に現金を振り込ませます。

確定給付年金（かくていきゅうふねんきん）

従来の日本の年金のことで、掛け金の運用を国や金融機関に任せ、将来、決まった額を受け取ることができる年金です。

確定拠出年金（かくていきょしゅつねんきん）

「日本版 401k」とも呼ばれ、現役時代に掛け金を確定して拠出し、その資金を運用して損益が反映されたものを老後の受給額として支払われる年金です。

確定申告（かくていしんこく）

申告納税制度をとる税について、課税標準および税額を確定するために納税義務者が行う申告のことをいいます。

加重平均（かじゅうへいきん）

値を単純に平均するのではなく、値の重み（個数）を対応させて求めた平均をいいます。

可処分所得（かしょぶんしょとく）

個人所得の総額から所得税、住民税、社会保険料などを差し引いた部分で、個人が自由

に使うことのできる金額（手取金額）のことです。

かたり商法（－しょうほう）

トラブルが起きやすい販売方法の1つです。作業服を着て消防署や水道局の職員を装い家を訪問し、商品を購入させるといった例があります。

GATT（がっと）

「関税及び貿易に関する一般協定」と訳されます。貿易上の障害となる関税や輸出入規制などを排除し、自由かつ公平な国際貿易の促進を目的とする国際的な経済協定です。

家電リサイクル法（かでん－ほう）

「特定家庭用機器再商品化法」のことです。消費者、販売店、メーカーが、それぞれの役割を分担してリサイクルを推進することを目的にしています。対象となる家電は、ゴミとして捨てるのではなく別途回収します。

カロリーベース自給率（－じきゅうりつ）

食料自給率を示す指標の1つで、「供給熱量食料自給率」とも呼ばれます。食料に含まれる cal（熱量）を用いて計算します。

為替レート（かわせ－）

円とドルなどの取引の基準です。為替レートが、1ドル＝100円から1ドル＝90円になれば「円高」、1ドル＝100円から1ドル＝110円になれば「円安」といいます。

関税割当（かんぜいわりあて）

一定の数量の枠内に限り、無税または税率を低くすることで、輸入品を安価で供給できるようにすることです。一方、この枠を超える輸入分については、税率を高くすることで、国内生産者の保護を図ります。

間接税（かんせつぜい）

税金を実質的に負担する人と、税金を実際に納める人が異なる税金をいいます。

還付申告（かんぷしんこく）

納めすぎた税金分を戻してもらう（還付を受ける）ために行う申告のことをいいます。

緩和ケア（かんわ―）

治療が有効でなくなった患者とその家族にとってできる限り高い QOL（生活の質）を実現することで、末期だけでなく、さらに早期の患者に対しても治療と同時に適用するプログラムでもあります。

企業統治（きぎょうとうち）

「コーポレートガバナンス」の訳です。企業を健全に運営するためのしくみのことです。

企業年金（きぎょうねんきん）

企業が社員に対して年金を給付するしくみのことで、国が管理する公的年金とは別に受け取ることができる年金です。

企業物価（きぎょうぶっか）

企業間で取引される卸売段階での商品価格の水準を示し、景気の動向を見る指標です。日本銀行調査統計局が数字（企業物価指数）をまとめて発表しています。

企業物価指数（きぎょうぶっかしすう）

企業間取引での卸売価格の動きを示し、需要・供給の逼迫度で景気動向を示す指数です。

規制緩和（きせいかんわ）

自由競争の原則から、市場開放に向けて経済活動が受ける規制が緩和されることです。

キャッチセールス

トラブルが起きやすい販売方法の1つです。駅前や繁華街の路上でアンケート目的などと声をかけ、喫茶店や営業所に連れ込み、商品やサービスを購入させるといった例があります。

牛肉トレーサビリティ法（ぎゅうにく―ほう）

「牛の個体識別のための情報の管理及び伝達に関する特別措置法」のことです。日本で生まれた牛ならびに国産牛に個体識別番号をつけて、食肉になるまで番号を伝達することを義務づけた法律です。

供給熱量食料自給率（きょうきゅうねつりょうしょくりょうじきゅうりつ）

「カロリーベース自給率」とも呼ばれ、日本では 1965 年は 73% でしたが、その後は下

降を続け、2021 年には 38% となりました。近年は横ばい状態で推移しています。

緊急輸入制限措置（きんきゅうゆにゅうせいげんそち）

セーフガードのことです。

クーリングオフ制度（ーせいど）

消費者に一定期間冷静に考える時間（熟慮期間）を与えて、契約の申し込みをキャンセルしたり、契約を解除できるようにした消費者救済を目的とした制度です。

クリーニング商法（ーしょうほう）

トラブルが起きやすい販売方法の 1 つです。電話で布団やエアコンのフィルターのクリーニングを勧められ、高額な作業代金を請求されるといった例があります。

クレジットカード

代金の支払いに利用されるカードの 1 つで、買い物・飲食などの商品代金を後から支払うものです。

クワシオコール

乳幼児に見られる重度の栄養失調症の 1 つで、毛髪・皮膚の色素が抜けたり、むくみ、腹水、下痢、発育障害などが起きます。

景気（けいき）

経済活動の状況のことです。活発なときは「景気が過熱している」、鈍いときは「景気が冷え込む」といった表現が使われます。

景気動向指数（けいきどうこうしすう）

内閣府が毎月末に発表する、景気の動向をとらえるための指標です。

経済協力開発機構（けいざいきょうりょくかいはつきこう）

「OECD」とも呼ばれる、経済に関する先進自由主義諸国間の国際協力機関です（OECD = Organization for Economic Co-operation and Development）。

経済指標（けいざいしひょう）

暮らしの動向を示すもので、モノの価格が消費生活に及ぼす影響を見て良し悪しを測る「消費者物価」などがあります。

景品表示法 (けいひんひょうじほう)

「不当景品類及び不当表示防止法」のことです。不当な景品類の制限および禁止、不当な表示の禁止を規定した法律です。

契約 (けいやく)

人と人との約束事で、契約書を取り交わさなくても成り立ちます。たとえば、日用品を買うときには、消費者が代金を精算すれば買いますという意思を表明したことになり、売買契約が成立します。

計量法 (けいりょうほう)

計量の基準を定め、適正な計量の実施を確保することで、経済の発展および文化の向上に寄与することを目的とした法律です。

健康増進法 (けんこうぞうしんほう)

国民が生涯にわたって自らの健康状態を自覚するとともに、健康の増進に努めなければならないことを定めた法律です。

源泉徴収 (げんせんちょうしゅう)

企業が従業員に給与や報酬を支払う際に、所得税などを差し引いて税金として納付することをいいます。

原野商法 (げんやしょうほう)

トラブルが起きやすい販売方法の1つです。「将来必ず値上がりします」と偽り、ほとんど価値のない原野を時価の何十倍もの高値で売りつけるといった例があります。

減量 (げんりょう)

食品リサイクル法における食品関連事業者の責務の1つで、生ゴミ処理機を利用し、食品廃棄物を脱水、乾燥、発酵、炭化させることです。

恋人商法 (こいびとしょうほう)

トラブルが起きやすい販売方法の1つです。「友人のアルバムで写真を見て、お会いしたいと思っていました」と親しげに電話で誘って、アクセサリーや着物などの販売契約を結ばせます。

公的年金 (こうてきねんきん)

国によって加入が義務づけられている年金で、国民年金・厚生年金・共済年金などがあります。

高齢社会 (こうれいしゃかい)

総人口に占める65歳以上の人口の割合（高齢化率）が高い状態をいい、日本の高齢化率は世界一となっています。

コーポレートガバナンス

「企業統治」と訳されます。企業を健全に運営するためのしくみのことで、具体的な方策として、取締役会に社外のメンバーを入れたり、株主総会で選任された取締役を監査するため監査役を置いたりするなどがあります。

国際標準化機構 (こくさいひょうじゅんかきこう)

工業標準の策定を目的とする各国の標準化機関の連合体のことで、「ISO」ともいわれ、「ISO 9001」「ISO 14001」「ISO 22000」の3つが代表的な国際規格として知られています。

国税 (こくぜい)

税金のうち、納付先が国のものをいいます。

穀物自給率 (こくもつじきゅうりつ)

食料自給率を示す指標の1つです。主食の米や麦などの穀物の重量を用いて計算します。

米トレーサビリティ法 (こめ—ほう)

「米穀等の取引等に係る情報の記録及び産地情報の伝達に関する法律」のことです。米や対象となる米加工品（対象米穀等）を扱う生産者や事業者に、産地情報の伝達や取引の記録の作成・保存を義務づけた法律です。

コンプライアンス

「法令遵守」と訳されます。事業活動において法律を遵守することで、広くは倫理や道徳などの社会的規範を守って行動することです。

コンポスト

循環型社会の実現をめざす取り組みの1つで、落ち葉や藁などを利用して、堆肥づくりを行うことです。

再生利用 (さいせいりよう)

食品リサイクル法における食品関連事業者の責務の1つで、食品循環資源を肥料や飼料、油脂、油脂製品、メタンの原材料として利用することです。

再販売価格維持制度 (さいはんばいかかくいじせいど)

「新聞、雑誌、書籍、音楽テープ、レコード、CD」の6つについて、メーカーが流通業者に対して卸売価格や小売価格を定めて守らせる制度です。「再販制度」とも呼ばれます。

催眠商法 (さいみんしょうほう)

トラブルが起きやすい販売方法の1つです。言葉で脅かしたり、会場内の雰囲気で一種の催眠状態にして、購買心理を高揚させて商品を買わせます。

サステナビリティ

「持続可能性」のことです。環境問題、取引関係、雇用、社会貢献活動などへ継続性をもって取り組むことを指します。

3R (さんあーる)

ゴミを減らし、循環型社会を構築していくためのキーワードであり、「リデュース、リユース、リサイクル」の3つをいいます。

産業の空洞化 (さんぎょう－くうどうか)

国内企業の製造拠点が海外に移行されることで、製造業を中心に国内での生産活動が衰退することをいいます。

CSR (しーえすあーる)

「Corporate Social Responsibility」の頭文字で、「企業が行う組織活動における社会的責任」を意味します。

GDP (じーでぃーぴー)

「Gross Domestic Product」の頭文字で、「国内総生産」と訳されます。1年間に国内で

生み出された利益の合計を表します。

C to C（しーとぅしー）

「Consumer to Consumer」の頭文字で、消費者同士の商取引です。

G to G（じーとぅじー）

「Government to Government」の頭文字で、政府や自治体同士の商取引です。

資源の有効な利用の促進に関する法律（しげん－ゆうこう－りよう－そくしん－かん－ほうりつ）

使用済みのパソコンについて、メーカーに回収・リサイクルを義務づけた法律です。「PCリサイクル法」とも呼ばれます。

実験商法（じっけんしょうほう）

トラブルが起きやすい販売方法の1つです。摂取した水に薬品を入れて変色した水を見せ、「こんな水を飲んでいたら健康に悪いですよ」といって、高額な浄水器を取り付けさせるなど、実験を用いて相手をだまします。

実質GDP（じっしつじーでぃーぴー）

GDP（国内総生産）を、基準年の価格で評価したものです。名目GDP（名目国内総生産）から物価の上昇・下落による影響を取り除いたもので、伸び率から、景気動向を判断するために利用されます。

社会福祉制度（しゃかいふくしせいど）

日本の社会福祉制度では、高齢者や児童、障がい者など支援の対象者に応じたそれぞれの法律や制度が制定されていて、具体的な社会福祉サービスが定められていることが特徴となっています。

自由競争（じゆうきょうそう）

政府などによる干渉や束縛なしに、市場において自由に行われる利潤追求の競争のことです。

住宅着工統計（じゅうたくちゃっこうとうけい）

国土交通省が毎月発表している、資金別（公的・民間）、利用関係別（持家・貸家・給与住宅・分譲住宅）、構造別（木造・非木造）等の毎月の住宅着工戸数などの調査結果

です。

収入 (しゅうにゅう)

給与などとして入ってきた支給総額のことで、ここから必要経費と所得税、住民税、社会保険料を差し引いた残りの金額が「可処分所得」です。

重量ベース自給率 (じゅうりょう―じきゅうりつ)

食料自給率を示す指標の1つで、国内生産量や輸入量など食品の重さそのものを用いて計算します。

主要食糧の需給及び価格の安定に関する法律 (しゅようしょくりょう―じゅきゅうおよ―かかく―あんてい―かん―ほうりつ)

「食糧管理法」から移行されたもので、「食糧法」とも呼ばれます。政府米の価格決定に市場原理を導入し、備蓄、生産調整、米のミニマムアクセスが法制化されました。

循環型社会 (じゅんかんがたしゃかい)

資源やエネルギーを循環させながら、一連の経済活動を行うという社会システムをいいます。

消費者契約法 (しょうひしゃけいやくほう)

消費者と事業者との間で結ばれた契約について、労働契約を除き、取り消すことができる法律です。

消費者物価 (しょうひしゃぶっか)

モノの価格が消費生活に及ぼす影響を見て、暮らしの良し悪しを測る代表的な経済指標です。毎月1回、中旬を原則に、専門調査委員が店頭に出向いて商品の価格を調査しています。

消費者物価指数 (しょうひしゃぶっかしすう)

総務省が毎月発表している、消費者が購入する商品・サービスの価格変動を示す指数です。

消費税 (しょうひぜい)

間接税の1つです。買い物の際、消費税を負担するのは商品を買った人ですが、その消費税を納める義務があるのは販売店です。

食品安全基本法 （しょくひんあんぜんきほんほう）

関係者の責任と役割を明らかにするとともに、基本的な方針を定め、食品の安全性の確保に関する施策を総合的に推進するための法律です。

食品衛生法 （しょくひんえいせいほう）

飲食による衛生上の危害発生を防止し、公衆衛生の向上と増進について定めた法律です。

食品関連事業者 （しょくひんかんれんじぎょうしゃ）

食品製造・加工業の食品メーカーや、食品卸売業・小売業のスーパーマーケット、デパートメントストア（百貨店）、コンビニエンスストア、青果店、飲食店業のレストラン、食堂、受託給食などのほか、その他食事の提供を行う業として旅館、ホテル、結婚式場などもあげられます。

食品循環資源の再生利用等の促進に関する法律 （しょくひんじゅんかんしげん－さいせいりようとう－そくしん－かん－ほうりつ）

食品廃棄物を削減・減量させ、飼料や肥料などの原材料として再生利用（リサイクル）することを定めた法律です。「食品リサイクル法」とも呼ばれます。

食品廃棄物 （しょくひんはいきぶつ）

食品の製造・加工過程で発生するゴミ、食べ残しまたは売れ残りによるゴミ、廃食用油などがあります。

食品表示法 （しょくひんひょうじほう）

JAS法、食品衛生法、健康増進法における食品表示に関する規定を統合して、包括的かつ一元化した法律であり、消費者が求める情報提供と事業者の実行可能性のバランスを図り、双方がわかりやすい食品基準を目的に、2015年4月1日から施行されました。

食品リサイクル法 （しょくひん－ほう）

「食品循環資源の再生利用等の促進に関する法律」のことです。食品廃棄物を削減・減量させ、飼料や肥料などの原材料として再生利用（リサイクル）することを定めた法律です。

食糧管理法 （しょくりょうかんりほう）

第二次世界大戦の際、限りある食糧（米、小麦、大麦などの主要穀物）を国民に平等に

分け与えるために食糧管理制度を定めた法律です。食糧について、生産・流通・消費の全過程にわたって政府が統制・管理を行い、需給と価格の調整を図ったものです。

食料自給率（しょくりょうじきゅうりつ）

食料の国内での生産量と国内での消費量との関係を数値化したもので、国内の食料で、国民の食生活をどれだけまかなうことができるかを示す指標となります。

食料需給表（しょくりょうじゅきゅうひょう）

国民1人1日当たりの供給食料、供給栄養量を示したものです。農林水産省が作成し、国連食糧農業機関（FAO）と経済協力開発機構（OECD）に報告しています。「フードバランスシート」とも呼ばれます。

食料・農業・農村基本計画（しょくりょう・のうぎょう・のうそんきほんけいかく）

日本の食料自給率の向上をめざして、2005年に農林水産省によって策定された計画です。この基本計画では、基本的には、食料として国民に供給される熱量の5割以上を国内生産でまかなうことを目標としています。

食糧法（しょくりょうほう）

「主要食糧の需給及び価格の安定に関する法律」のことです。食糧管理法から移行されたもので、政府管理から民間流通を軸とした食糧管理制度への移行を図ったものです。

所得（しょとく）

収入から必要経費を差し引いた金額です。所得から所得税が計算され所得金額が確定します。

所得税（しょとくぜい）

所得に対して計算される税金で、所得に応じて段階的に税率が引き上げられる「累進課税制度」が採用されています。

申告納税（しんこくのうぜい）

納税者が税務署に提出する納税申告書に自ら記入して税金を納付することをいいます。

新車登録台数（しんしゃとうろくだいすう）

世界各国で発表される、自動車（新車）の登録台数を集計したものをいいます。

スタグフレーション

景気の低迷とインフレーションの状態が複合した経済状況のことです。

スローフード

「ファストフード」に対する言葉で、食にまつわる文化をもっと大切にしようというイタリアで始まったスローフード運動をはじめ、世界各国で食に対する姿勢を見直す考え方です。

税金（ぜいきん）

国や地方公共団体の歳入（収入）のうち最大のもので、国に納める「国税」と都道府県や市区町村に納める「地方税」があります。

生産流通履歴情報把握システム（せいさんりゅうつうりれきじょうほうはあく―）

生産・加工・販売までの生産と流通の履歴情報をインターネットなどで探索できるシステムです。「トレーサビリティ」と呼ばれています。

製造物責任（せいぞうぶつせきにん）

製造物責任は、製造者、加工者、輸入者、販売者、飲食店など、企業・個人を問わず、すべてが対象となります。販売者の商品保管の方法が不適切であるなど、販売者に過失が認められた場合には、販売者は製造者などに対して責任を負担しなければなりません。

製造物責任法（せいぞうぶつせきにんほう）

製造物の欠陥により、人の命や身体または財産に被害が生じた場合、被害者を保護することと、製造者などの損害賠償の責任について定めた法律です。「PL法」と呼ばれます。

製販同盟（せいはんどうめい）

大量販売で価格を安くするのではなく、製造業者と販売業者が一体となって売れ筋商品をつくり、在庫のムダや返品をなくす取り組みです。

セーフガード

特定品目の輸入が増大し、国内産業に重大な損害を与えた場合、または、与えるおそれがある場合に、その品目について輸入制限（緊急輸入制限）をすることです。「緊急輸入制限措置」とも呼ばれます。

セカンドオピニオン

医師の診断や治療方法が適切であるかどうかを、患者が別の医師や専門的な知識をもった第三者に意見を求めることです。

ゼロエミッション

リデュースを推進し、あらゆる産業から出るすべての廃棄物をほかの分野の材料として活用することで、廃棄物をゼロにすることをめざした取り組みです。

総額表示方式 (そうがくひょうじほうしき)

商品の価格を表示する場合に、消費税を含んだ支払総額の表示が義務づけられています。

ターミナルケア

回復の見込みのない患者の苦痛を緩和し、臨終を迎えるまでを精神的に支える終末期の介護や医療のことです。

大規模小売店舗法 (だいきぼこうりてんぽほう)

正式名称は「大規模小売店舗における小売業の事業活動の調整に関する法律」であり、「大店法」とも呼ばれます。大規模小売店と、周辺の中小小売店との利害を調整することを目的とする法律です。

大規模小売店舗立地法 (だいきぼこうりてんぽりっちほう)

「大店立地法」とも呼ばれ、周辺地域の生活環境を守るために、大規模小売店の設置・運営に配慮する法律です。

タウンモビリティ

高齢者や障がい・病気・けがなどでスムーズな移動ができない人たちに、商店街や商業施設が電動スクーターや車椅子を貸し出して買い物や散策ができるようにする外出支援のことです。

地方税 (ちほうぜい)

税金のうち、納付先が都道府県や市区町村のものをいいます。

直接税 (ちょくせつぜい)

税金を負担する人と税金を納める人が同一である税金をいいます。

デイケア

自宅から施設等に通い、入浴・食事などの介助、機能訓練、リハビリテーションなどが受けられるサービスです。

デビットカード

代金の支払いに利用されるカードの1つで、銀行などのキャッシュカードで支払うことで代金が利用者の預金口座から引き落とされ、加盟店の指定する口座に入金されます。

デフレーション

「デフレ」ともいわれ、「消費者物価」や「企業物価」などの物価指数が持続的に下落していく状態のことです。

デフレスパイラル

景気の低迷とデフレーションの状態が複合した経済状況のことです。

デポジット

びんなどの容器の回収率を高めるために代金に上乗せする預かり金のことです。後で容器が返却されれば、預かり金（上乗せした代金）を返還するしくみです。

電子商取引 (でんししょうとりひき)

「e コマース（Electronic Commerce）」を訳したものです。オンラインショッピングとして、仮想商店街が拡大しています。

特定家庭用機器再商品化法 (とくていかていようききさいしょうひんかほう)

消費者、販売店、メーカーが、それぞれの役割を分担してリサイクルを推進することを目的とした法律です。「家電リサイクル法」と呼ばれています。

特定商取引に関する法律 (とくていしょうとりひき―かん―ほうりつ)

事業者による違法・悪質な勧誘行為などを防止し、消費者の利益を守るための法律です。訪問販売や通信販売などといった消費者トラブルが起きやすい取引を対象にルールを定めています。「特定商取引法」と呼ばれています。

特定商取引法 (とくていしょうとりひきほう)

「特定商取引に関する法律」のことです。訪問販売や通信販売などといった消費者トラ

ブルが起きやすい取引を対象にルールを定めています。

特恵関税（とっけいかんぜい）

先進国が途上国から輸入する場合に限り、一般の関税率よりも税率を低くすることです。

内職商法（ないしょくしょうほう）

トラブルが起きやすい販売方法の1つです。折込み広告で「サイドビジネスに最適」とうたって募集し、申し込むと商品を買わせたり材料費を支払わせたりするといった例があります。

ナショナルブランド

全国的な知名度をもつ商品です。頭文字を取って「NB（National Brand）」とも呼ばれます。

日銀短期経済観測（にちぎんたんきけいざいかんそく）

日本銀行が4月・7月・10月の初旬と12月の中旬に発表する、経済動向に関する統計速報のことです。企業の景気の総合判断を示します。

日本農林規格（にほんのうりんきかく）

「JAS（Japanese Agricultural Standard）」のことです。日本農林規格を満たす食品や林産物などにはJASマークが付されます。

日本農林規格等に関する法律（にほんのうりんきかくとう－かん－ほうりつ）

適正な食品表示、農林物資の品質改善など、消費者の商品選択を助けることを目的とした法律です。「JAS法」と呼ばれています。

日本の食料自給率（にほん－しょくりょうじきゅうりつ）

供給熱量食料自給率は2021年に38％となり、近年は横ばい状態を推移しています。農林水産省は、今後の達成可能な水準として2030年度には、カロリーベースで45％、生産ベースで75％にすることを目標として掲げています。

日本版401k（にほんばんよんまるいちけー）

確定拠出年金のことです。

ネガティブオプション

トラブルが起きやすい販売方法の1つで、「送りつけ商法」とも呼ばれています。

値ごろ感 (ね－かん)

消費者が商品やサービスを選ぶときに妥当だと思う価格のことです。

年末調整 (ねんまつちょうせい)

源泉徴収で差し引いた所得税などについて、1月1日～12月31日の1年分の精算を行うことをいいます。

配食サービス事業 (はいしょく－じぎょう)

食事の調理が難しい高齢者や障がいのある人の自宅を定期的に訪問し、食事を配達する事業です。

発生抑制 (はっせいよくせい)

食品リサイクル法における食品関連事業者の責務の1つで、食品廃棄物などの発生を未然に抑制することです。

バリアフリー

建物内の段差などを除去することを意味する建築用語です。さらに、障がいのある人の社会参加を困難にしている社会的・制度的・心理的すべての困難を除去することにも用いられています。

PL法 (ぴーえるほう)

PL は、「Product Liability」の頭文字で、「製造物責任法」のことです。製造物の欠陥により、人の命や身体または財産に被害が生じた場合、被害者を保護することと、製造者などの損害賠償の責任について定めた法律です。

PCリサイクル法 (ぴーしー－ほう)

「資源の有効な利用の促進に関する法律」のことです。使用済みのパソコンについて、メーカーに回収・リサイクルを義務づけた法律です。

B to C (びーとぅしー)

「Business to Consumer」の頭文字で、企業と消費者の商取引です。

B to G （びーとぅじー）

「Business to Government」の頭文字で、企業と政府や自治体の商取引です。

B to B （びーとぅびー）

「Business to Business」の頭文字で、企業同士の商取引です。

非課税取引 （ひかぜいとりひき）

取引の性格が消費税を課すことになじまないものや、社会政策的な配慮から消費税を課さないものをいい、17種類あります。

百貨店売上高 （ひゃっかてんうりあげだか）

日本百貨店協会が毎月末に発表する、全国の百貨店の売上高です。個人消費に占める割合から、個人消費動向の判断材料にします。

品目別（食料）自給率 （ひんもくべつしょくりょうじきゅうりつ）

食料自給率を示す指標の1つで、それぞれの品目別の重量を用いて計算します。

ファストフード

「出てくるのが早い」ことから「ファストフード」と呼ばれ、どこで食べても同じ味、安くて効率がよいといった特徴があり、日常生活で大変身近な存在になっています。また、ファストフードに対する言葉として「スローフード」があります。

フィッシング詐欺 （―さぎ）

金融機関などの正規のメールやWebサイトを装い情報を入力させ詐取するものです。

フードバランスシート

「食料需給表」とも呼ばれるもので、国民1人1日当たりの供給食料、供給栄養量を示したものです。食料供給量は、国内で供給される食料だけでなく、輸入した食料も含まれます。

フードマイレージ

食料の輸入量と輸入相手国からの距離を数字で表したものです。近くで生産されたものを消費することで輸送にともなう環境への負担を減らそうという運動（フードマイレージ運動）が取り組まれています。

福祉 (ふくし)

社会のすべての人が幸福で安定した生活を営むことと定義されています。また個人や家族だけでは解決することのできない生活上の問題を解決していくための取り組みのことを「社会福祉制度」といいます。

物価 (ぶっか)

市場に出まわっているモノの価格を、統合的かつ平均的に見たものです。

物価指数 (ぶっかしすう)

基準となる年の物価を 100 として、その時々の物価を比較した数値をいいます。基準となる年は、5 年ごとに改定されます。

不当景品類及び不当表示防止法
(ふとうけいひんるいおよ―ふとうひょうじぼうしほう)

不当な景品類の制限および禁止、不当な表示の禁止を規定した法律です。「景品表示法」と呼ばれています。

プライマリケア

病院や診療所といった身近な医療機関が行う健康相談や診療など、日常的な保健・医療サービスです。

振り込め詐欺 (ふ―こ―さぎ)

家族を装い「交通事故を起こしたから、すぐにお金を振り込んでほしい」などと電話をかけ、指定した口座に振り込ませるといったものです。

プリペイドカード

代金の支払いに利用されるカードの 1 つで、現金を先に支払い、その支払い金額に相当するまで利用できるものです。

ブロードバンド

従来の有線通信に使用されていなかった幅広い周波数帯を利用することにより、大容量の情報伝達を可能にした技術です。

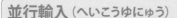

並行輸入 (へいこうゆにゅう)

海外商品について、国内の総代理店とは別の輸入業者が、第三国にある同じメーカーの代理店などから別ルートで真正品を輸入・販売することです。

米穀等の取引等に係る情報の記録及び産地情報の伝達に関する法律 (べいこくとう－とりひきとう－かか－じょうほう－きろくおよ－さんちじょうほう－でんたつ－かん－ほうりつ)

米や対象となる米加工品（対象米穀等）を扱う生産者や事業者に、産地情報の伝達や取引の記録の作成・保存を義務づけた法律です。「米（こめ）トレーサビリティ法」と呼ばれています。

貿易摩擦 (ぼうえきまさつ)

貿易不均衡をめぐって、関係国間で発生する紛争です。

訪問購入 (ほうもんこうにゅう)

訪問販売は販売業者が一方的に自宅などに訪問して販売を行うのに対して、訪問購入は購入業者が一方的に自宅などに訪問して買い取りを強要する行為です。

法令遵守 (ほうれいじゅんしゅ)

「コンプライアンス」のことです。事業活動において法律を遵守することで、広くは倫理や道徳などの社会的規範を守って行動することです。

マネーストック

金融機関以外の一般企業、地方公共団体、個人が保有する通貨の量です。以前は「マネーサプライ」と呼ばれていました。

マラスムス

特に小児に見られる栄養失調症の１つで、極度にやせ細った状態になります。

マルチ商法 (－しょうほう)

トラブルが起きやすい販売方法の１つです。商品を買って会員になり、知人や友人を紹介すればリベートが入り、自分の系列に加入者を増やしていくと大きな利益が得られるといった例があります。

ミニマムアクセス

どのような貿易品目にも最低限の輸入枠を設定するべきという考え方です。GATT の
ウルグアイラウンドでは、特例として米を関税化しない日本に対し最低輸入枠が課せら
れました。ただしその後、米も関税化に切り替わりました。

モニター商法（ーしょうほう）

トラブルが起きやすい販売方法の1つです。「モニターは格安にします」などといって、
会員権などの契約を結ばせます。

融資保証詐欺（ゆうしほしょうさぎ）

詐欺手法の1つで、融資をするようによそおい、「保証金」「保証料」「信用度の確認」
などの名目で指定の口座に現金を振り込ませます。

ユニバーサルデザイン

製品や環境などについて、年齢、性別、身体的状況、国籍、言語、知識、経験などの違
いに関係なく、すべての人が使いこなせるようにしたデザインです。

輸入割当（ゆにゅうわりあて）

輸入数量の増加によって国内産業が損害を被るのを防ぐため、特定品目の輸入数量を割
り当てることです。

容器包装（ようきほうそう）

商品を入れる容器および商品を包む包装のことです。商品を消費したり商品と分離した
りした場合に不要になるものをいいます。

容器包装に係る分別収集及び再商品化の促進等に関する法律
（ようきほうそうーかかーぶんべつしゅうしゅうおよーさいしょうひんかーそくし
んとうーかんーほうりつ）

容器包装廃棄物の減量化を目的とした法律です。「容器包装リサイクル法」と呼ばれて
います。

容器包装リサイクル法（ようきほうそうーほう）

「容器包装に係る分別収集及び再商品化の促進等に関する法律」のことです。容器包装
廃棄物の減量化を目的とした法律で、ガラスびん、ペットボトル（PET ボトル）、紙製

容器包装、プラスチック製容器包装などが対象となります。

リサイクル (Recycle、りさいくる)

循環型社会を構築していくためのキーワードである3Rの1つで、再資源化する（再生利用する）ことです。

リデュース (Reduce、りでゅーす)

循環型社会を構築していくためのキーワードである3Rの1つで、ゴミを減らす（削減・減量する）ことです。

リニューアブル (Renewable、りにゅーあぶる)

再生可能資源の活用のことです。リサイクルできないようなプラスチックの使用を減らし、再生可能なものを活用し、少ない資源を長く使用して、その後リサイクルにより資源として再活用することで、3Rに加えて注目されています。

リフューズ (Refuse、りふゅーず)

3Rに加えた環境への取り組み（5R）の1つで、ゴミになるものを拒否することです。

リペア (Repair、りぺあ)

3Rに加えた環境への取り組み（5R）の1つで、修理して使うことです。

リユース (Reuse、りゆーす)

循環型社会を構築していくためのキーワードである3Rの1つで、繰り返し使う（再使用する）ことです。

累進課税制度 (るいしんかぜいせいど)

所得に応じて、段階的に税率を引き上げる制度です。

霊感商法 (れいかんしょうほう)

トラブルが起きやすい販売方法の1つです。健康、仕事、家族などの悩み事相談に応じ、「あなたの家には悪霊がとりついている」などと高額な古美術品を売りつけるといった例があります。

LOHAS (ろはす)

「Lifestyles of Health and Sustainability」の頭文字です。健康な生活と地球の環境保護

を最優先して、人類と地球環境が持続できるようなライフスタイルや、それを望む人たちの活動を総称したものです。

索引 INDEX

和文50音

●あ行●

● か行 ●

188

206

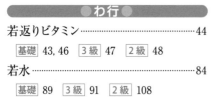

●わ行●

MEMO ●●●

MEMO ●●

MEMO ●

2024-2025年版【公式】食生活アドバイザー® 重要用語辞典

2024年3月30日　初版第1刷発行

編　者──一般社団法人FLAネットワーク®協会
　　　　　Ⓒ2024 FLA network
発行者──張 士洛
発行所──日本能率協会マネジメントセンター
　　　　　〒103-6009　東京都中央区日本橋2-7-1　東京日本橋タワー
　　　　　TEL 03(6362)4339(編集)／03(6362)4558(販売)
　　　　　FAX 03(3272)8127(編集・販売)
　　　　　https://www.jmam.co.jp/

装　丁──吉村朋子
本文DTP─株式会社森の印刷屋
印刷所──シナノ書籍印刷株式会社
製本所──株式会社三森製本所

本書の内容に関するお問い合わせは、2ページにてご案内しております。

ISBN 978-4-8005-9198-2 C2077
落丁・乱丁はおとりかえします。
PRINTED IN JAPAN

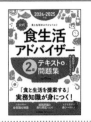
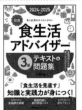
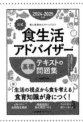
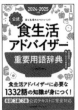
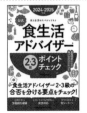